线装国学经典

本草纲目

第三册

〔明〕李时珍 著

第九卷 菜部

韭

（《别录》中品）

【释名】草钟乳拾遗。起阳草侯氏药谱〔颂曰〕案许慎说文：韭字像叶出地上形。一种而久生，故谓之韭。一岁三四割，其根不伤，至冬壅培之，先春复生，信乎久生者也。〔藏器曰〕俗谓韭叶是草钟乳，言其温补也。〔时珍曰〕韭之茎名韭白，根名韭黄，花名韭菁。礼记谓韭为丰本，言其美在根也。薤之美在白，韭之美在黄，黄乃未出土者。

【集解】〔时珍曰〕韭丛生丰本，长叶青翠。可以根分，可以子种。其性内生，不得外长。叶高三寸便剪，剪忌日中。一岁不过五剪，收子者只可一剪。八月开花成丛，收取腌藏供馔，谓之长生韭，言剪而复生，久而不乏也。九月收子，其子黑色而扁，须风处阴干，勿令浥郁。北人至冬移根于土窖中，培以马屎，暖则即长，高可尺许，不见风日，其叶黄嫩，谓之韭黄，豪贵皆珍之。韭之为菜，可生可熟，可菹可久，乃菜中最有益者也。罗愿尔雅翼云：物久必变，故老韭为苋。〔颂曰〕郑玄言政道得则阴物变为阳，故葱变为韭，可验葱冷而韭温也。

【气味】辛、微酸，温，涩，无毒。〔时珍曰〕生：辛，涩。熟：甘、酸。〔大明曰〕热。〔宗奭曰〕春食则香，夏食则臭，多食则能昏神暗目，酒后尤忌。〔诜曰〕热病后十日食之，即发困。五月多食，乏气力。冬月多食，动宿饮，吐水。不可与蜜及牛肉同食。

本草纲目

【主治】归心,安五脏,除胃中热,利病人,可久食。别录〔时珍曰〕案千金方作可久食,不利病人。

叶:煮鲫鱼鲊食,断卒下痢。根:入生发膏用。弘景根、叶:煮食,温中下气,补虚益阳,调和脏腑,令人能食,止泄血脓,腹中冷痛。生捣汁服,主胸痹骨痛不可触者,又解药毒,疗狂狗咬人数发者,亦涂诸蛇虺、蝎虿、恶虫毒。藏器煮食,充肺气,除心腹痼冷痃癖。捣汁服,治肥白人中风失音,日华煮食,归肾壮阳,止泄精,暖腰膝。宁原炸熟,以盐、醋空心吃十顿,永无诸病。诜主吐血唾血,衄血尿血,妇人经脉逆行,吐出胸中恶血甚验。又灌初生小儿,吐去恶水恶血,治胸膈噎气。捣汁服,治胸痹刺痛如锥,即打扑伤损及膈噎病。捣汁澄清,和童尿饮之,能消散胃脘淤血,甚效。震亨饮生汁,主上气喘息欲绝,解肉脯毒。煮汁饮,止消渴盗汗。熏产妇血运,洗肠痔脱肛。时珍。

【发明】〔弘景曰〕此菜殊辛臭,虽煮食之,便出犹熏灼,不如葱、薤熟即无气,最是养生所忌。

〔颂曰〕菜中此物最温而益人,宜常食之。昔人正月节食五辛以辟疠气,谓韭、薤、葱、蒜、姜也。〔宗奭曰〕韭黄未出粪土,最不益人,食之滞气,盖含抑郁未申之气故也。孔子曰"不时不食",正谓此类。

〔思邈曰〕韭味酸,肝病宜食之,大益人心。〔时珍曰〕韭,叶热根温,功用相同。生则辛而散血,熟则甘而补中。入足厥阴经,乃肝之菜也。素问言心病宜食韭,食鉴本草言归肾,文虽异而理则相贯。盖心乃肝之子,肾乃肝之母,母能令子实,虚则补其母也。道家目为五荤之一,谓其能昏人神而动虚阳也。有一贫叟病噎膈,食入即吐,胸中刺痛。或令取韭汁,入盐、梅、卤汁少许,细呷,得入渐加,忽吐稠涎数升而愈。此亦仲景治胸痹用薤白,皆取其辛温能散胃脘痰饮恶血之义也。〔震亨曰〕心痛有食热物及怒郁,致死血留于胃口作痛者,宜用韭汁、桔梗加入药中,开提气血。有肾气上攻以致心痛者,宜用韭汁和五苓散为丸，空心茴香汤下，盖韭性急，能散胃口血滞也。又反胃宜用韭汁二杯，入姜汁、牛乳各一杯，细细温服。盖韭汁消血，姜汁下气消痰和胃，牛乳能解热润燥补虚也。一人腊月饮刮剁酒三杯，自后食必屈曲下膈，硬涩微痛，右脉甚涩，关脉沉。此污血在胃脘之口，气因郁而成痰，隘塞食道也。遂以韭汁半盏，细细冷呷，尽半斤而愈。

【附方】旧十一，新二十一。胸痹急痛〔诜曰〕胸痹痛如锥刺，不得俯仰，白汗出，或彻背上，不治或至死。可取生韭或根五斤，洗捣汁，服之。（食疗本草）。阴阳易病男子阴肿，小腹绞痛，头重眼花，宜䕏鼠屎汤主之。用䕏鼠屎十四枚，韭根一大把，水二盏，煮七分，去滓再煎二沸，温服，得汗愈。未汗再服。（南阳活人书）。伤寒劳复方同上。卒然中恶捣韭汁，灌鼻中，便苏。食医心镜。卧忽不寤勿以火照之，但痛啮拇指甲际而唾其面则活。取韭捣汁吹入鼻中。冬月则用韭根。（肘后方）。风忤邪恶韭根一把，乌梅十四个，吴茱萸炒半升，水一斗煮之。仍以病人栉内入，煮三沸。栉浮者生，沉者死。煮至三升，分三服。（金匮要略）。消渴引饮韭苗日用三五两，或炒或作羹，勿入盐，入酱无妨。吃至十斤即住，极效。过清明勿吃。（千金方）。喘息欲绝韭汁饮一升，效。夜出盗汗韭根四十九根，水二升，煮一升，顿服。（千金方）。有人病此，引饮无度，得此方而愈。（秦宪副方）。喉肿难食韭一把，捣熬傅之。（圣惠方）。脱肛不收生韭一斤切，以酥拌炒熟，作二包，更互熨之，以入为度。（食医心镜）。痔疮作痛用盆盛沸汤，以器盖之，留一孔。用洗净韭菜一把，绵裹泡汤中。乘热坐孔上，先熏后洗，数次自然脱体也。（袖珍方）。小儿胎毒初生时，以韭汁少许灌之，即吐出恶水恶血，永无诸疾。（四声本草）。小儿腹胀韭根捣汁，和猪脂煎服一合。间日一服，取愈。（秘录方）。小儿患黄韭根捣汁，日滴鼻中，取黄水取效。同上。痘疮不发韭根煎汤服之。（海上方）。产后呕水产后因怒哭伤肝，呕青绿水。用韭叶一斤取汁，入姜汁少许，和饮，遂愈。摘玄方。产后血运韭菜切，安瓶中，沃以热醋，令气入鼻中，即省。（丹溪心法）。赤白带下韭根捣汁，和童尿露一夜，空心温服取效。（海上方）。鼻衄不止韭根、葱根同捣枣大，塞入鼻中，频易，两三度即止。千金方。五般疮癣韭根炒存性，捣末，以猪脂和涂之。数度愈。（经验方）。金疮出血韭汁和风化石灰日干。每用为末傅之效。（濒湖集简方）。刺伤中水肿痛。煮韭热揭之。（千金方）。漆疮作痒韭叶杵傅。（斗门方）。猘狗咬伤七日一发。须三七日不发，乃脱也。急于无风处，以冷水洗净，即服韭汁一碗。隔七日又一碗，四十九日共服七碗。徐本斋云：此法出肘后方。百日忌食酸、咸，一年忌食狗肉，终身忌食鱼腥，方得保全。否则十有九死。

有风犬一日咬三人，止一人用此得活，亲见有效。（简便方）。百虫入耳韭汁灌之即出。（千金方）。聤耳出汁韭汁日滴三次。（圣惠方）。牙齿虫蜃韭菜连根洗捣，同人家地板上泥和，傅痛处腮上，以纸盖住。一时取下，有细虫在泥上，可除根。又方：韭根十个，川椒二十粒，香油少许，以水桶上泥同捣，傅病牙颊上。良久有虫出，数次即愈也。解肉脯毒凡肉密器盖过夜者为郁肉，屋漏沾着者为漏脯，皆有毒。捣韭汁饮之。（张文仲备急方）。食物中毒生韭汁服数升良。（千金方）。

韭子

【修治】【大明曰】入药拣净，蒸熟暴干，簸去黑皮，炒黄用。

【气味】辛、甘、温，无毒。【时珍曰】阳也。伏石锺乳、乳香。

【主治】梦中泄精，溺白。别录暖腰膝，治鬼交，甚效。日华补肝及命门，治小便频数、遗尿，女人白淫、白带。时珍。

【发明】【颂曰】韭子得龙骨、桑螵蛸，主漏精补中。葛洪、孙思邈诸方多用之。【弘景曰】韭子入棘刺诸丸，主漏精。【时珍曰】棘刺丸方见外台秘要，治诸劳泄，小便数，药多不录。案：梅师方：治遗精用韭子五合，白龙骨一两，为末，空心酒服方寸匕。千金方：治梦遗，小便数。用韭子二两，桑螵蛸一两，微炒研末，每日酒服二钱。三因方：治下元虚冷，小便不禁，或成白浊，有家韭子丸。盖韭乃肝之菜，入足厥阴经。肾主闭藏，肝主疏泄。素问曰：足厥阴病则遗尿。思想无穷，入房太甚，发为筋痿，及为白淫。男随溲而下。女子绵绵而下。韭子之治遗精漏泄、小便频数、女人带下者，能入厥阴，补下焦肝及命门之不足。命门者藏精之府，故同治云。

【附方】旧三，新四。梦遗溺白（藏器曰）韭子，每日空心生吞一二十粒，盐汤下。圣惠：治虚劳伤肾，梦中泄精。用韭子二两，微炒为末。食前温酒服二钱匕。虚劳溺精用新韭子二升（十月霜后采之），好酒八合渍一宿。以晴明日，童子向南捣一万杵。平旦温酒服方寸匕，日再服之。（外台秘要）。梦泄遗尿韭子一升，稻米二斗，水一斗七升，煮粥取汁六升，分三服。（千金方）。玉茎强中玉茎强硬不痿，精流不住，时时如针刺，捏之则痛，其病名强中，乃肾滞漏疾也。用韭子、破故纸各一两，为末，每服三钱，水一盏，煎服。日三即住。（经验方）。腰脚无力韭子一升拣净，蒸两炊久，暴干，簸去黑皮，炒黄捣粉。安息香二大两，水煮一二百沸，慢火炒赤色，和捣为丸梧子大。如干，入少蜜。每日空腹酒下三五十匙压之，大佳。（崔元亮海上方）。女人带下及男子肾虚冷，梦遗。用韭子七升，醋煮千沸，焙研末，炼蜜丸梧子大。每服三十丸，空心温酒下。（千金方）。烟熏虫牙用瓦片煅红，安韭子数粒，清油数点，待

蒜

（《别录》下品）

【释名】小蒜别录，茆蒜音卯。荤菜〔时珍曰〕蒜字从祘（音蒜），谐声也。又像蒜根之形。中国初惟有此，后因汉人得葫蒜于西域，遂呼此为小蒜以别之。故崔豹古今注云：蒜，茆蒜也，俗谓之小蒜。胡国有蒜，十子一株，名曰胡蒜，俗谓之大蒜是矣。蒜乃五荤之一，故许氏说文谓之荤菜。五荤即五辛，谓其辛臭昏神伐性也。练形家以小蒜、大蒜、韭、芸薹、胡荽为五荤；道家以韭、薤、蒜、芸、薹、胡荽为五荤；佛家以大蒜、小蒜、兴渠、慈葱、茖葱为五荤，兴渠，即阿魏也。虽各不同，然皆辛熏之物，生食增恚，熟食发淫，有损性灵，故绝之也。

【集解】〔别录曰〕蒜，小蒜也。五月五日采之。〔弘景曰〕小蒜生叶时，可煮和食。至五月叶枯，取根名乱子，正尔啖之，亦甚熏臭。〔保升曰〕小蒜野生，处处有之。小者一名乱（音乱），一名蒿（音力）。苗、叶、根、子皆似葫，而细数倍也。尔雅云：蒿，山蒜也。说文云：蒜，荤菜也。菜之美者，云梦之荤。〔颂曰〕本草谓大蒜为葫，小蒜为蒜，而说文所谓荤菜者，乃大蒜也，蒿即小蒜也。书生山中者，名蒿。〔宗奭曰〕小蒜即蒿也。苗如葱针，根白，大者如乌芋子。兼根苗、叶、子皆似葫，而细数倍也。〔时珍曰〕家蒜有二种：根茎俱小而瓣少，辣甚者，蒜也，小蒜也；根茎俱大而瓣多，辛而带甘者，葫也，大蒜也。按孙炎尔雅正义云：帝登蒿山，遭茢芋毒，将死，得蒜啮食乃解，遂收植之。煮食，谓之宅蒜。传载物之别名不同如此，用药不可不审。

能杀腥膻虫鱼之毒。又孙愐唐韵云：张骞使西域，始得大蒜种归。据此则小蒜之种，自蒿移栽，从古已有。故尔雅以蒿为山蒜，所以别家蒜也。大蒜之种，自胡地移来，至汉始有。故别录以葫为大蒜，所以见中国之蒜小也。又王祯农书云：一种泽蒜，最易滋蔓，随剧随合。熟时采子，漫散种之。吴人调鼎多用此根作菹，更胜葱、韭也。按此正别录所谓小蒜是也。其始自野泽移来，故有泽名，而寇氏误作宅字矣。诸家皆以野生山蒜、泽蒜解家莳之小蒜，皆失于详考。小蒜虽出于蒿，既经人力栽培，则性气不能不移。故不得不辨蒜小蒜根也。

【气味】辛，温，有小毒。〔弘景曰〕味辛性热。损人，不可长食。〔思邈曰〕无毒。三月勿久食，伤人志性。黄帝书云：同生鱼食，令人夺气，阴核疼。〔瑞曰〕脚气风病人，及时病后，忌食之。

【主治】归脾肾，主霍乱，腹中不安，消谷，理胃温中，除邪痹毒气。别录主溪毒。弘景下气，治蛊毒，傅蛇、虫、沙虱疮。日华〔恭曰〕此蒜与胡葱相得。主恶蠚毒、山溪中沙虱、水毒，大效。山人、俚、獠时用之。涂丁肿甚良。孟诜。

叶

【主治】心烦痛，解诸毒，小儿丹疹。思邈。

【发明】〔颂曰〕古方多用小蒜治中冷霍乱，煮汁饮之。南齐褚澄治李道念鸡瘕，便瘥。〔时珍曰〕按李延寿南史云：李道念病已五年。丞相褚澄诊之。曰：非冷非热，当是食白瀹鸡子过多也。取蒜一升煮食，吐出一物涎裹，视之乃鸡雏，翅足俱全。澄曰：未尽也。更吐之，凡十二枚而愈。或以蒜字作苏字者，误矣。范晔后汉书云：华佗见一人病噎，食不得下，令取饼店家蒜齑，华佗用蒜齑，即此蒜也。

大酢二升饮之，立吐一蛇。病者悬蛇于车，造佗家，见壁北悬蛇数十，乃知其奇。又夏子益奇疾方云：人头面上有光，他人手近之如火炽者，此中蛊也。用蒜汁半两，和酒服之，当吐出如蛇状。观三书所载，则蒜乃吐蛊要药，而后人鲜有知者。

【附方】旧七，新七。时气温病初得头痛，壮热脉大。即以小蒜一升，杵汁三合，顿服。不过再作便愈。（肘后方）。霍乱胀满不得吐下，名干霍乱。小蒜一升，水三升，煮一升，顿服。（肘后方）。霍乱转筋入腹杀人。以小蒜、盐各一两，捣傅脐中，灸七壮，立止。（圣济录）。积年心痛不可忍，不拘十年、五年者，随手见效。浓醋煮小蒜食饱，勿着盐。曾用之有效，再不发也。（兵部手集）。水毒中人一名中溪，一名中湿，一名水病，似射工而无物。初得恶寒，头目微疼，旦醒暮剧，手足逆冷。三日则生虫，食人下部肛中有疮，不痒不痛、过六七日虫食五脏，注下不禁。以小蒜三升，煮微热（大热即无力）以浴身。若身发赤斑文者，毋以他病治之也。（肘后方）。射工中人成疮者。取蒜切片，贴疮上，灸七壮。（千金方）。止截疟疾小蒜不拘多少，研泥，入黄丹少许，丸如芡子大。每服一丸，面东新汲水下，至妙。（唐慎微）。阴肿如刺汗出者。小蒜一升，韭根一升，杨柳根二斤，酒三升，煎沸乘热熏之。（永类方）。恶核肿结小蒜，吴茱萸等分，捣傅即散。（肘后方）。五色丹毒无常，及发足踝者。杵蒜厚傅，频易。（葛氏方）。小儿白秃头上团团白色。以蒜切口揩之。（子母秘录）。蛇蝎螫人小蒜捣汁服，以滓傅之。（肘后方）。蜈蚣咬疮嚼小蒜涂之良。（肘后方）。蚰蜒入耳小蒜洗净，捣汁滴之。未出再滴。（李绛兵部手集）。

五辛菜

（《拾遗》）

【集解】〔时珍曰〕五辛菜，乃元旦立春，以葱、蒜、韭、蓼、蒿、芥辛嫩之菜，杂和食之，取迎新之义，谓之五辛盘，杜甫诗所谓「春日春盘细生菜」是矣。

【气味】辛，温，无毒。〔时珍曰〕热病后食，多损目。

【主治】岁朝食之，助发五脏气。常食，温中去恶气，消食下气。藏器。

生姜

（《别录》中品）

【校正】原附干姜下，今分出。今自草部移入此。

【释名】〔时珍曰〕按许慎说文，姜作䕬，云御湿之菜也。王安石字说云：薑能彊御百邪，故谓之薑。

【集解】〔别录曰〕生姜、干姜生犍为川谷及荆州、扬州。九月采之。〔颂曰〕处处有之，以汉、温、池州者为良。苗高二三尺。叶似箭竹叶而长，两两相对。苗青根黄。无花实。秋时采根。〔时珍曰〕姜宜原隰沙地。四月取母姜种之。五月生苗如初生嫩芦，而叶稍阔似竹叶，对生，叶亦辛香。秋社前后新芽顿长，如列指状，采食无筋，谓之子姜。秋分后者次之，霜后则老矣。性恶湿洳而畏日，故秋热则无姜。秋云：和之美者，有杨朴之姜。杨朴地名，在西蜀。春秋运斗枢云：璇星散而为姜。初生嫩者其尖微紫，名紫姜，或作子姜，宿根谓之母姜也。

本草纲目

【气味】辛,微温,无毒。〔藏器曰〕生姜温,要热则去皮,要冷则留皮。〔元素曰〕辛而甘温,气味俱厚,浮而升,阳也。〔之才曰〕秦椒为之使。杀半夏、莨菪毒。恶黄芩、黄连、天鼠粪。〔弘景曰〕久服少志少智,伤心气。今人啖辛辣物,惟此最常。故论语云,每食不撤姜。有病者是所宜矣。〔恭曰〕本经言姜久服通神明,主痰气,即可常啖。陶氏谬为此说,检无所据。〔思邈曰〕八九月多食姜,至春多患眼,损寿减筋力。孕妇食之,令儿盈指。〔杲曰〕古人言:秋不食姜,令人泻气。盖夏月火旺,宜汗散之,故食姜不禁。辛走气泻肺,故秋月则禁之。晦庵语录,亦有秋姜夭人天年之语。〔时珍曰〕食姜久,积热患目,屡试有准。凡病痔人多食兼酒,立发甚速。痈疮人多食,则生恶肉。皆昔人所未言者也。相感志云:糟姜瓶内入蝉蜕,虽老姜无筋。亦物性有所伏耶?

【主治】久服去臭气,通神明。本经归五脏,除风邪寒热,伤寒头痛鼻塞,咳逆上气,止呕吐,去痰下气。别录去水气满,疗咳嗽时疾。和半夏,主心下急痛。又和杏仁作煎,下急痛气实,心胸拥膈冷热气。神效。捣汁和蜜服,治中热呕逆不能下食。甄权散烦闷,开胃气。汁作煎服,下一切结实,冲胸膈恶气。神验。孟诜破血调中,去冷气。汁,解药毒。藏器除壮热,治痰喘胀满,冷痢腹痛,转筋心满,去胸中臭气、狐臭,杀腹内长虫。张鼎益脾胃,散风寒。元素解菌蕈诸物毒。吴瑞生用发散,熟用和中。解食野禽中毒成喉痹。浸汁,点赤眼。捣汁和黄明胶熬,贴风湿痛甚妙。时珍。

干生姜

【主治】治嗽温中,治胀满,霍乱不止,腹痛,冷痢,血闭。病人虚而冷,宜加之。甄权姜屑,和酒服,治偏风。孟诜肺经气分之药,能益肺。好古。

【发明】

【成无己曰】姜、枣味辛、甘，专行脾之津液而和营卫。药中用之，不独专于发散也。【杲曰】生姜之用有四：制半夏、厚朴之毒，一也；发散风寒，二也；与枣同用，辛温益脾胃元气，温中去湿，三也；与芍药同用，温经散寒，四也。孙真人云，姜为呕家圣药，盖辛以散之，呕乃气逆不散，此药行阳而散气也。或问：生姜辛温入肺，何以云入胃口？曰：俗以心下为胃口者，非矣。咽门之下，受有形之物，及胃之系，便是胃口，与肺系同行，故能入肺而开胃口也。曰：人云夜间勿食生姜，令人闭气，何也？曰：生姜辛温主开发。夜则气本收敛，反开发之，则违天道矣。若有病人，则不然也。生姜屑，比之干姜则不热，比之生姜则不湿。以干生姜代干姜者，以其不僭故也。俗言『上床萝卜下床姜』。姜能开胃，萝卜消食也。

【时珍曰】姜辛而不荤，去邪辟恶，生啖熟食，醋、酱、糟、盐、蜜煎调和，无不宜之。可蔬可和，可果可药，其利博矣。凡早行山行，宜含一块，不犯雾露清湿之气，及山岚不正之邪。案方广心法附余云：凡中风、中气、中暑、中毒、中恶、干霍乱，一切卒暴之病，用姜汁与童尿服，立可解散。盖姜能开痰下气，童尿降火也。【颂曰】崔元亮集验方载：敕赐姜茶治痢方：以生姜切细，和好茶一两碗，任意呷之，便瘥。若是热痢，留姜皮；冷痢，去皮，大炒。【杨士瀛曰】姜能助阳，茶能助阴，二物皆消散恶气，调和阴阳，且解湿热及酒食暑气之毒，不问赤、白通宜用之。苏东坡治文潞公有效。

【附方】旧二十，新三十。痰澼卒风生姜二两，附子一两，水五升，煮取二升，分再服。忌猪肉、冷水。（千金方）。胃虚风热不能食。用姜汁半杯，生地黄汁少许，蜜一匙，水二合，和服之。（食疗本草）。疟疾寒热脾胃聚痰，发为寒热。生姜四两，捣自然汁一酒杯，露一夜。于发日五更面北立，饮即止。未止再服。（易简方）。寒热痰嗽初起者。烧姜一块，含咽之。（本草衍义）。咳嗽不止生姜五两，饧半升，

本草纲目

微火煎熟，食尽愈。段侍御用之有效。（虞世必效方）。久患咳噫生姜汁半合，蜜一匙煎，温呷三服愈。（外台秘要方）。小儿咳嗽生姜四两，煎汤浴之。千金方。暴逆气上嚼姜两三片，屡效。（寇氏衍义）。干呕厥逆频嚼生姜，呕家圣药也。呕吐不止生姜一两，醋浆二合，银器中煎取四合，连渖呷之。又杀腹内长虫，煮一升半，分再服。（食医心镜）。心痞呕哕心下痞坚。生姜八两，水三升，煮一升。取汁同麻油煎过为末，软柿蘸末嚼咽。霍乱欲死生姜五两，牛儿屎一升，煎二升，分再服。（梅师方）。霍乱转筋入腹欲死。生姜三两捣，酒一升，煮三两沸服。仍以姜捣贴痛处。（外台秘要）。霍乱腹胀不得吐下。用生姜一斤，水七升，煮二升，分三服。（肘后方）。腹中胀满绵裹煨姜，内下部。冷即易之。（梅师方）。胸胁满痛凡心胸胁下有邪气结实，硬痛胀满者。生姜一斤，捣渣留汁，慢炒待润，以绢包于患处，款款熨之。冷再以汁炒再熨，良久豁然宽快也。（陶华伤寒槌法）。大便不通生姜削长二寸，涂盐内下部，立通。（外台秘要方）。冷痢不止生姜煨研为末，共干姜末等分，以醋和面作馄饨，先以水煮，又以清饮煮过，停冷，吞二七枚，以粥送下，日一度。（食疗本草）。湿热发黄生姜时时周身擦之，其黄自退也。一方：加汁和，丸梧子大。每服七丸，米饮下。（圣惠方）。消渴饮水千生姜末一两，以鲫鱼胆汁和，丸梧子大。每服七丸，米饮下。（圣惠方）。暴赤眼肿〔宗奭曰〕用古铜钱刮姜取汁，于钱唇点之，泪出。今日点，明日愈，勿疑。一治暴风客热，目赤睛痛肿者。腊月取生姜捣绞汁，阴干取粉，入铜青末等分。每以少许沸汤泡，澄清温洗，泪出妙。舌上生胎诸病舌胎，以布染井水抹，后用姜片时时擦之，自去。（陶茵陈蒿，尤妙。（伤寒槌法）。满口烂疮生姜自然汁，频频漱吐。亦可为末擦之，甚效。牙齿疼痛老生姜瓦焙，入枯矾末同擦之。有人日夜呻吟，用之即愈。（普济方）。喉痹毒气生姜二片捣汁，蜜五合，煎匀。每服一合，日五服。食鸠中毒、食竹鸡毒、食鹧鸪毒方并见禽部本条。中莨菪毒 中诸药毒猘犬伤人并饮生姜汁即解。（小品）。虎伤人疮内服生姜汁。外以汁洗之，用白矾末傅上。（秘览）。蝮蛇螫人姜末傅之，干即易。蜘蛛咬人炮姜切片贴之，良。（千金方）。刀斧金疮生姜嚼傅，勿动。次日即生肉，甚妙。（扶寿方）。闪拗手足生姜、葱白捣烂，和面炒热，盦之。跌扑伤损姜汁和酒调生面贴之。百虫入耳姜汁少许滴之。腋下狐臭姜汁频涂，绝根。赤白癜风生姜频擦之，良。（并易简）。两耳冻疮生姜自然汁熬膏涂。（暇日记）。发背初起生姜一块，炭火炙一层，刮一层，为末，以猪胆汁调涂。（海上方）。疗疮肿毒方见白芷下。诸疮痔漏久不结痂。用生姜连皮切大片，涂白矾末，灸焦研细，贴之勿动，良。（普济方）。产后血滞冲心不下。生姜五两，水八升，煮服。产后肉线一妇产后用力，垂出肉线长三四尺，折作三团，纳入产户。乃以绢袋盛姜，就近熏之，冷则更换。熏一日夜缩入大半，二日尽入也。云此乃魏人令买老姜连皮三斤捣烂，入麻油二斤拌匀炒干。先以熟绢五尺，折作方结。令人轻轻盛起肉线，使之屈曲作三团，纳入产户。但不可使线断，断则不可治之矣。脉溢怪症有人毛窍节次血出不止，皮胀如鼓，须臾目、鼻、口被气胀合，此名脉溢。生姜自然汁和水各半盏服，即安。（并夏子益奇疾方）。夫人秘传怪病方也。

姜皮

【气味】辛，凉，无毒。

【主治】消浮肿腹胀痞满，和脾胃，去翳。时珍。

【附方】旧一。拔白换黑刮老生姜皮一大升，于久用油腻锅内，不须洗刷，固济勿令通气。令精细人守之，文武火煎之，不得火急，自旦至夕即成矣，研为末。拔白后，先以小物点麻子大入孔中。或先点须下，然后拔之，以指捻入。三日后当生黑者，神效。李卿用之有验。（苏颂图经本草）。

叶

【气味】辛，温，无毒。

【主治】食鲙成症，捣汁饮，即消。张机。

【附方】新一。打伤淤血姜叶一升，当归三两，为末。温酒服方寸匕，日三。（范汪东阳方）。

茼蒿

（宋《嘉祐》）

【释名】蓬蒿〔时珍曰〕形气同乎蓬蒿，故名。

【集解】〔机曰〕本草不著形状，后人莫识。〔时珍曰〕茼蒿八九月下种，冬春采食肥茎。花、叶微似白蒿。其味辛甘，作蒿气。四月起薹，高二尺余。开深黄色花，状如单瓣菊花。一花结子近百成球，如地菘及苦荬子，最易繁茂。此菜自古已有，孙思邈载在千金方菜类，至宋嘉祐中始补入本草，今人常食者。而汪机乃不能识，辄敢擅自修纂，诚可笑慨。

【气味】甘，辛，平，无毒。〔禹锡曰〕多食动风气，熏人心，令人气满。

【主治】安心气，养脾胃，消痰饮。利肠胃。思邈。

荠

（《别录》上品）

【释名】护生草〔时珍曰〕荠生济济，故谓之荠。释家取茎作挑灯杖，云能护众生也。

【集解】〔普曰〕荠生野中。〔时珍曰〕荠有大、小数种。小荠叶花茎扁，味美。其最细小者，名沙荠也。大荠科、叶皆大，而味不及。其茎硬有毛者，名菥蓂，味不甚佳。并以冬至后生苗，二三月起茎五六寸。开细白花，整整如一。结荚如小萍，而有三角。荚内细子，如葶苈子。其子名蒫（音嗟），四月收之。师旷云：岁欲甘，甘草先生，荠是也。菥蓂、葶苈皆是荠类。葶苈见草部隰草类。

【气味】甘，温，无毒。

【主治】利肝和中。根：治目痛。大明明目益胃。时珍根、叶：烧灰，治赤白痢极效。

【附方】旧一，新二。暴赤眼痛胀磣涩。荠菜根杵汁滴之。（圣惠方）。眼生翳膜荠菜和根、茎、叶洗净，焙干为细末。每夜卧时先洗眼，挑末米许，安两大眦头。涩痛忍之，久久膜自落也。（圣济总录）。只肿满腹大四肢枯瘦，尿涩。用甜葶苈炒、荠菜根等分，为末，炼蜜丸弹子大。每服一丸，陈皮汤下。只二三丸，小便清；十余丸，腹如故。（三因）。

蒫实〔普曰〕三月三日采，阴干。〔士良曰〕亦名菥蓂子。四月八日收之，良。〔周王曰〕饥岁采子，水调成块，煮粥、作饼甚黏滑。

【气味】甘，平，无毒。〔权曰〕患气人食之，动冷疾。〔诜曰〕不与面同食，令人背闷。服丹石人不可食。

【主治】明目，目痛。别录青盲不见物，补五脏不足。甄权治腹胀。吴普去风毒邪气，解热毒。久服，视物鲜明。士良。

花

【主治】布席下，辟虫。又辟蚊、蛾。士良阴干研末，枣汤日服二钱，治久痢。大明。

鸡肠草

（《别录》下品）

【校正】原在草部，唐本移入此。

【集解】〔弘景曰〕人家园庭亦有此草。小儿取按汁以捋蜘蛛网，至黏，可掇蝉。〔恭曰〕此即繁缕也。剩出此条。〔时珍曰〕鸡肠生下湿地。二月生苗，叶似鹅肠而色微深。茎带紫，中不空，无缕。四月有小茎开五出小紫花。结小实，中有细子。其苗作蔬，不如鹅肠。故别录列繁缕于菜部，而列此于草部，以此故也。苏恭不识，疑为一物，误矣。生嚼涎滑，故可掇蝉。鹅肠生嚼无涎，亦自可辨。郑樵通志谓鸡肠似蓼而小，其味小辛，非繁缕者，得之。又石胡荽亦名鸡肠草，与此不同。

【气味】微辛、苦，平，无毒。〔权曰〕苦。〔之才曰〕微寒。

苦菜

（《本经》上品）

【校正】并入嘉祐苦苣、苦荬。

【释名】荼音茶。本经苦苣嘉祐苦荬纲目游冬别录褊苣日用老鹳菜救荒天香菜〔时珍曰〕苦荼以味名也。经历冬春，故曰游冬。许氏说文苣作藋。吴人呼为苦荬，其义未详。嘉祐本草言岭南，吴人植苣供馔名苦苣，而又重出苦苣及苦荬条。今并并之。

【集解】〔别录曰〕苦菜生益州川谷、山陵、道旁。凌冬不死。三月三日采，阴干。〔桐君药录曰〕

【主治】毒肿，止小便利。别录疗蠼螋溺疮。弘景主遗溺，洗手足伤水烂。甄权五月五日作灰和盐，疗一切疮及风丹遍身痒痛，亦可捣封，日五六易之。作菜食，益人，去脂膏毒气。又烧傅疳䘌。取汁和蜜服，疗小儿赤白痢，甚良。孟诜研末或烧灰，揩齿，去宣露。苏颂。

【附方】旧二，新七。止小便利鸡肠草一斤，于豆豉汁中煮，和米作羹及粥，频食之。（食医心镜）。小儿下痢赤白。鸡肠草捣汁一合，和蜜服，甚良。孟诜食疗。气淋胀痛鸡肠草三两，石韦去毛一两。每用三钱，水一盏，煎服。（圣济总录）。风热牙痛浮肿发歇，元脏气虚，小儿疳蚀。鸡肠草、旱莲草、细辛等分，为末。每日擦三次。名祛痛散。（普济方）。发背欲死鸡肠草捣傅之。（肘后方）。反花恶疮鸡肠草研汁拂之。或为末，猪脂调搽，极效。（医林正宗）。一切头疮鸡肠草烧灰，和盐傅之。（孟诜食疗）。漆疮瘙痒鸡肠草捣涂之。（肘后方）。射工中人成疮者。以鸡肠草捣涂之，经日即愈。（卢氏方）。

本草纲目

苦菜三月生，扶疏。六月花从叶出，茎直花黄，八月实黑，实落根复生，冬不枯。〔恭曰〕尔雅云：荼，苦菜也。易通卦验玄图云：苦菜生于寒秋，经冬历春，得夏乃成。一名游冬，叶似苦苣而细，断之有白汁，花黄似菊，所在有之。其说与桐君略同。苦俗亦名苦菜。〔保升曰〕春花夏实，至秋复生花而不实，经冬不凋。〔宗奭曰〕此月令四月小满节后苦菜秀者是也。四方皆有，在北道者则冬方凋，生南方者冬夏常青。叶如苦苣而狭，绿色差淡。折之白乳汁出，味苦。花似野菊，春夏秋皆旋开。〔时珍曰〕苦菜即苦荬也，家栽者呼为苦苣，实一物也。春初生苗，有赤茎、白茎二种。其茎中空而脆，折之有白汁。胼叶似花萝卜，菜叶而色绿带碧，上叶抱茎，梢叶似鹤嘴，每叶分叉，撺挺如穿叶状。开黄花，如初绽野菊。一花结子一丛，如同蒿子及鹤虱子，花罢则收敛，子上有白毛茸茸，随风飘扬，落处即生。〔士良曰〕蚕蛾出时不可折取，令蛾子青烂。蚕妇亦忌食之。然野苣若五六回拗后，味反甘滑，胜于家苦荬也。

【正误】〔弘景曰〕苦菜疑即茗也。茗一名荼，凌冬不凋，作饮能令人不眠，即苦菜异名也。陶氏谓荼为茗，茗乃木类。按尔雅释草云：荼，苦菜也。释木云：槚，苦荼也。音迟遐切。二物全别，不得比例，陶说误矣。

菜

【气味】苦，寒，无毒。

〔张机曰〕野苣不可共蜜食，令人作内痔。〔时珍曰〕脾胃虚寒人，不可食。

【主治】五脏邪气，厌延叶反，伏也。谷胃痹。久服安心益气，聪察少卧，轻身耐老。本经肠澼渴热，中疾恶疮。久服耐饥寒，高气不老。别录调十二经脉，霍乱后胃气烦逆。久服强力，虽冷甚益人。嘉祐捣汁饮，除面目及舌下黄。其白汁，涂丁肿，拔根。滴痈上，立溃。藏器点瘊子，自落。衍义傅蛇咬。大明明目，主诸痢。汪机血淋痔瘘。时珍。

【发明】〔宗奭曰〕苦苣捣汁傅丁疮，殊验。青苗阴干，以备冬月为末，水调傅之。〔时珍曰〕按洞天保生录云：夏三月宜食苦荬，能益心和血通气也。又陆文量菽园杂记云：凡病痔者，宜用苦苣菜，或鲜或干，煮至熟烂，连汤置器中，横安一板坐之。先熏后洗，冷即止。日洗数次，屡用有效。

【附方】新六。血淋尿血苦荬菜一把，酒、水各半，煎服。（资生经）。血脉不调苦荬菜晒干，为末。每服二钱，温酒下。（卫生易简方）。喉痹肿痛野苦荬捣汁半盏，灯心以汤浸，捻汁半盏，和匀服。（普济方）。对口恶疮野苦荬捣汁一钟，入姜汁一匙，和酒服。以渣傅。一二次即愈。（唐瑶经验方）。中沙虱毒沙虱在水中，人澡浴则着人身，钻入皮里。初得皮上正赤，如小豆、黍、粟，摩之痛如刺，三日后寒热发疮毒，若入骨杀人，岭南多此。即以茅叶刮去，以苦菜叶涂之，佳。（肘后方）。壶蜂叮螫苦荬汁涂之，良。（摘玄方）。

根

【主治】赤白痢及骨蒸，并煮服之。嘉祐治血淋，利小便。时珍。

花子

【气味】甘，平，无毒。

【主治】去中热，安心神。宗奭黄疸疾，连花、子研细二钱，水煎服，日二次，良。汪颖。

本草纲目

蒲公英

（《唐本草》）

【校正】自草部移入此。

【释名】耩耨草音搆糯。金簪草纲目。黄花地丁【时珍曰】名义未详。孙思邈千金方作凫公英，苏颂图经作仆公罂，庚辛玉册作鹁鸪英。俗呼蒲公丁，又呼黄花地丁。淮人谓之白鼓钉，蜀人谓之耳瘢草，关中谓之狗乳草。按土宿本草云：金簪草一名地丁，花如金簪头，独脚如丁，故以名之。

【集解】【保升曰】蒲公英草生平泽田园中。茎、叶似苦苣，断之有白汁。堪生啖。花如单菊而大。四月、五月采之。【颂曰】处处有之。春初生苗，叶如苦苣，有细刺。中心抽一茎，茎端出一花，色黄如金钱。俗讹为仆公罂是也。【宗奭曰】即今地丁也。四时常有花，花罢飞絮，絮中有子，落处即生。所以庭院间皆有者，因风而来。【时珍曰】地丁江之南北颇多，他处亦有之，岭南绝无。小科布地，四散而生，茎、叶、花、絮并似苦苣，但小耳。嫩苗可食。庚辛玉册云：地丁叶似小莴苣，花似大旋葍，一茎耸上三四寸，断之有白汁。二月采花，三月采根。可制汞，伏三黄。有紫花者，名大丁草，出太行、王屋诸山。陈州亦有，名烧金草。能煅朱砂。一种相类而无花者，名地胆草，亦可伏三黄、砒霜。

苗

【气味】甘，平，无毒。

【主治】妇人乳痈肿，水煮汁饮及封之，立消。恭解食毒，散滞气，化热毒，消恶肿、结核、丁肿。震亨掺牙，乌须发，壮筋骨。时珍白汁：涂恶刺、狐尿刺疮，即愈。颂。

【发明】〔杲曰〕蒲公英苦寒，足少阴肾经君药也，本经必用之。〔震亨曰〕此草属土，开黄花，味甘。解食毒，散滞气，可入阳明、太阴经。化热毒，消肿核，有奇功。同忍冬藤煎汤，入少酒佐服，治乳痈，服罢欲睡，是其功也。睡觉微汗，病即安矣。〔颂曰〕治恶刺方，出孙思邈千金方。其序云：邈以贞观五年七月十五日夜，以左手中指背触着庭木，至晓遂患痛不可忍。经十日，痛日深，疮日高大，色如熟小豆色。常闻长者论有此方，遂用治之。手下则愈，痛亦除，疮亦即瘥，未十日而平复如故。杨炎南行方亦著其效云：少阴本经必用之药，而著本草者不知此义。〔时珍曰〕萨谦斋瑞竹堂方，有擦牙乌须发还少丹，甚言此草之功，盖取其能通肾也。故东垣李氏言其为少阴本经必用之药，而著本草者不知此义。

【附方】新五。还少丹昔日越王曾遇异人得此方，极能固齿牙，壮筋骨，生肾水。凡年未及八十者，服之须发返黑，齿落更生。年少服之，至老不衰。得遇此者，宿有仙缘，当珍重之，不可轻泄。用蒲公英一斤，一名耨耨草，又名蒲公罂，生平泽中，三四月甚有之，秋后亦有放花者，连根带叶取一斤洗净，勿令见天日，晾干，入斗子。解盐一两，香附子五钱，二味为细末，入蒲公草内淹一宿，分为二十团，用皮纸三四层裹扎定，用六一泥（即蚯蚓粪）如法固济，入灶内焙干，乃以武火煅通红为度，冷定取出，去泥为末。早晚擦牙漱之，吐、咽任便，久久方效。（瑞竹堂方）。乳痈红肿蒲公英一两，忍冬藤二两，捣烂，水二钟，煎一钟，食前服。睡觉病即去矣。（积德堂方）。疔疮疔毒蒲公英捣烂覆之，即黄花地丁也。别更捣汁，和酒煎服，取汗。（唐氏方）。多年恶疮蒲公英捣烂贴。（救急方）。蛇螫肿痛方同上。

本草纲目 第九卷 菜部

蕨

（《拾遗》）

【释名】鳖（[时珍曰]尔雅云：蕨，鳖也。菜名。陆佃埤雅云：蕨初生无叶，状如雀足之拳，又如人足之蹶，故谓之蕨。周秦曰蕨，齐鲁曰鳖，初生亦类鳖脚故也。其苗谓之蕨萁。

【集解】[藏器曰]蕨生山间。根如紫草。人采茹食之。[时珍曰]蕨处处山中有之。二三月生芽，拳曲状如小儿拳。长则展开如凤尾，高三四尺。其茎嫩时采取，以灰汤煮去涎滑，晒干作蔬，味甘滑，亦可醋食。其根紫色，皮内有白粉，捣烂再三洗澄，取粉作粔籹，荡皮作线食之，色淡紫，而甚滑美也。野人饥年掘取，治造不精，聊以救荒，味即不佳耳。一种紫萁，似蕨有花而味苦，然则蕨之为用，不独救荒而已。诗云：陟彼南山，言采其蕨。陆玑谓其可以供祭，故采之。尔雅谓之月尔，三苍谓之紫蕨。郭璞云：花繁曰尔。紫蕨拳曲繁盛，故有月尔之名。

其及根

【气味】甘，寒，滑，无毒。[诜曰]久食，令人目暗、鼻塞、发落。又冷气人食，多腹胀。小儿食之，脚弱不能行。[思邈曰]久食成瘕。

【主治】去暴热，利水道，令人睡。藏器补五脏不足，气壅经络筋骨间，毒气。孟诜根烧灰油调，傅蛇蜴伤。时珍蜴音萧，虫名。

【发明】[藏器曰]多食消阳气，故令人睡、弱人脚。四皓食芝而寿，夷齐食蕨而夭，固非良物。干宝搜神记云：郗鉴镇丹徒，二月出猎。有甲士折蕨一枝，食之，觉心中淡淡成疾。后吐一小蛇，悬屋前，渐干成蕨，遂明此物不可生食也。〔时珍曰〕蕨之无益，为其性冷而滑，能利水道，泄阳气，降而不升，耗人真元也。四皓采芝而心逸，夷齐采蕨而心忧，其寿其夭，于蕨何与焉？陈公之言，可谓迂哉。然饥人濒死，赖蕨延活，又不无济世之功。

〔附方〕新一。肠风热毒蕨菜花焙，为末。每服二钱，米饮下。（圣惠方）。

芋

（《别录》中品）

【校正】自果部移入此。

【释名】土芝别录。蹲鸱〔时珍曰〕按徐铉注说文云：芋犹吁也。大叶实根，骇吁人也。吁音芋，疑怪貌。又史记：卓文君云：岷山之下，野，有蹲鸱，至死不饥。注云：芋也。盖芋魁之状，若鸱之蹲坐故也。芋魁，东汉书作芋渠。渠、魁义同。

【集解】〔弘景曰〕芋，钱塘最多。生则有毒，味茤不可食。种芋三年，不采则成梠芋。又别有野芋，名老芋，形叶相似如一，根并杀人。〔恭曰〕芋有六种：青芋、紫芋、真芋、白芋、连禅芋、野芋也。其类虽多，苗并相似。茎高尺余，叶大如扇，似荷叶而长，根类薯蓣而圆。其青芋多子，细长而毒多，初煮须灰汁，更易水煮熟，乃堪食尔。白芋、真芋、连禅、紫芋，并毒少，正可煮啖之。兼肉作羹甚佳。蹲鸱之饶，盖谓此也。野芋大毒，不可啖之。关陕诸芋遍有，山南、江左惟有青、白、紫三芋而已。〔颂曰〕今处处有之，闽、蜀、淮、楚尤多植之。种类虽多，大抵性效相近。蜀川出者，形圆而大，状若蹲鸱，谓

本草纲目

之芋魁。彼人种以当粮食而度饥年。江西、闽中出者，形长而大。其细者如卵，生于魁旁，食之尤美。凡食芋并须栽莳者。其野芋有大毒，不可食。〔宗奭曰〕江浙、二川者最大而长。京洛者差圆小，然味佳，他处不及也。当心出苗者为芋头，四边附之而生者为芋子，八九月以后掘食之。〔时珍曰〕芋属虽多，有水、旱二种：旱芋山地可种，水芋水田莳之。叶皆相似，但水芋味胜。茎亦可食。芋不开花，时或七八月间有开者，抽茎生花黄色，旁有一长萼护之，如半边莲花之状也。按郭义恭广志云：芋凡十四种：君子芋，魁大如斗，子繁多；次有赤鷝芋，即连禅芋，魁大子少；白果芋，魁大子繁，亩收百斛；青边芋、旁巨芋、车毂芋三种，并魁大子少，叶长丈余；长味芋，味美，茎亦可食；鸡子芋，色黄；九面芋，大而不美；青芋、曹芋、象芋，皆不可食，惟茎可作菹；旱芋，九月熟；蔓芋，缘枝生，大者如二三升也。

芋子

【气味】辛，平，滑，有小毒。〔大明曰〕冷。〔弘景曰〕生则有毒，味蓯不可食。性滑下石，服饵家所忌。〔恭曰〕多食动宿冷。〔宗奭曰〕多食难克化，滞气困脾。

【主治】宽肠胃，充肌肤，滑中。别录冷啖，疗烦热，止渴。苏恭令人肥白，开胃通肠闭。产妇食之，破血；饮汁，止血渴。藏器破宿血，去死肌。和鱼煮食，甚下气，调中补虚。大明。

【发明】〔诜曰〕芋，白色者无味，紫色者破气。煮汁啖之，止渴。十月后晒干收之，冬月食不发病。〔大明曰〕他时月不可食之。又和鲫鱼、鳢鱼作臛良。久食，令人虚劳无力。又煮汁洗腻衣，白如玉也。芋以姜同煮过，换水再煮，方可食之。

【附方】旧二，新二。腹中癖气 生芋子一斤压破，酒五斤渍二七日。空腹每饮一升，神良。（韦宙独行方)。身上浮风芋煮汁浴之。慎风半日。(孟诜食疗)。疮冒风邪肿痛。用白芋烧灰傅之。干即易。(千金方)。头上软疖用大芋捣傅之,即干。(简便方)。

叶茎

【气味】辛,冷,滑,无毒。

【主治】除烦止泻,疗妊妇心烦迷闷,胎动不安。又盐研,傅蛇虫咬,并痈肿毒痛,及罯毒箭。大明擦蜂螫尤良。宗奭汁：涂蜘蛛伤。时珍。

【发明】【慎微曰】沈括笔谈云：处士刘阳隐居王屋山,见一蜘蛛为蜂所螫,坠地,腹鼓欲裂,徐行入草,啮破芋梗,以疮就啮处磨之,良久腹消如故。自后用治蜂螫有验,由此。

【附方】新一。黄水疮芋苗晒干,烧存性研搽。(邵真人经验方)。

【附录】野芋【弘景曰】野芋形叶与芋相似,芋种三年不采成柑芋(音吕),并能杀人。误食之烦闷垂死者,惟以土浆及粪汁、大豆汁饮之,则活矣。【藏器曰】野芋生溪涧侧,非人所种者,根、叶相似。又有天荷,亦相似而大。【时珍曰】小者为野芋；大者为天荷,俗名海芋。详见草部毒草类。野芋根辛冷,有大毒。醋摩傅虫疮恶癣。其叶捣涂毒肿初起无名者即消,亦治蜂、虿螫,涂之良。

苦瓠

(《本经》下品)

【释名】苦匏国语。苦壶卢。

本草纲目

【集解】【别录曰】苦瓠生晋地。【弘景曰】今瓠忽有苦者,如胆不可食,非别生一种也,亦是瓠类。【恭曰】本经所论,都是苦瓠瓠尔。陶谓瓠中苦者,大误矣。瓠中时有苦者,不入药用,无所主疗,亦不堪啖。瓠与瓠瓠,原种各别,非甘者变为苦也。【保升曰】瓠即匏也。有甘、苦二种:甘者大,苦者小。非也。【时珍曰】诗云:匏有苦叶。国语云:苦匏不材,于人共济而已。皆指苦壶而言,即苦瓠也。瓠、壶同音,陶氏以瓠作护音释之,所以不稳也。应劭风俗通云:烧穰可以杀瓠。或云畜瓠之家不烧穰,种瓜之家不焚漆。物性相畏也。苏恭言:服苦瓠过分,吐利不止者,以黍穰灰汁解之。盖取乎此。凡用苦瓠,须细理莹净无䶆䶆者乃佳,不尔有毒。

瓤及子

【气味】苦,寒,有毒。

【主治】大水,面目四肢浮肿,下水,令人吐。本经利石淋,吐呀嗽囊结,疰蛊痰饮。又煮汁渍阴,疗小便不通。苏恭煎汁滴鼻中,出黄水,去伤冷鼻塞,黄疸。藏器吐蛔虫。大明治痈疽恶疮,疥癣齿有虫䘌者。又可制汞。时珍。

【附方】旧八,新十七。急黄病苦瓠一枚,开孔,以水煮之,搅取汁,滴入鼻中。去黄水。(陈藏器)。

黄疸肿满苦壶卢瓤如大枣许,以童子小便二合,浸之一时,取两酸枣大,纳两鼻中,深吸气,待黄水出良。

又方:用瓠瓤熬黄为末,每服半钱,日一服,十日愈。然有吐者当详之。(伤寒类要)。大水胀满头面洪大。

用莹净好苦瓠白瓤,熬黄为末,捻如豆粒,以面裹煮一沸,空心服七枚。至午当出水一斗。二日水自出不止,大瘦乃瘥。

二年内忌咸物。圣惠：用苦壶卢瓢一两，微炒为末，每日粥饮服一钱。通身水肿苦瓠膜炒二两，苦葶苈五分，捣合丸小豆大。每服五丸，日三，水下止。又用苦瓠膜五分，大枣七枚，捣丸。一服三丸，如人行十里许，又服三丸，水出更服一丸，即止。并千金方。石水腹胀四肢皆瘦削。用苦瓠膜炒一两，杏仁半两炒，去皮尖，为末，糊丸小豆大。每饮下十丸，日三，水下止。（圣惠方）。水蛊洪肿苦瓠瓢一枚，煮令热，解开熨之。陈煎至可丸，如小豆大，每米饮下十丸。待小便利，作小豆羹食。勿饮水。小便不通胀急者。用苦瓠子三十枚炒，蝼蛄三个焙，为末，每冷水服一钱。并圣济总录。小儿闪癖取苦瓠未破者，煮令热，解开熨之。陈藏器本草。风痰头痛苦瓠膜取汁，以苇管灌入鼻中，其气上冲脑门，须臾恶涎流下，其病立愈除根，勿以昏运为疑。干者浸汁亦效，其子为末吹入亦效。年久头风皆愈。（普济方）。鼻窒气塞苦壶卢子为末，醇酒浸之，夏一日，冬七日。日日少少点之。（圣惠方）。眼目昏暗七月七日，取苦瓠白瓢绞汁一合，以酢二升，古钱七文，同以微火煎减半。每日取沫纳眦中，神效。（千金方）。弩肉血翳秋间取小柄壶卢，于紧小处锯断，内窍一小孔如眼孔大。遇有此病，将眼皮上下用手挣开，将壶卢孔合定小药壶卢，阴干，然淤肉、血翳皆渐下，不伤睛也。（刘松石经验方）。齿䘌口臭苦瓠子为末，蜜丸半枣大。每初虽甚痛苦，然淤肉、血翳皆渐下，不伤睛也。旦漱口了，含一丸，涎出，吐去妙。（圣惠方）。风虫牙痛苦壶卢子半升，水五升，煎三升，含漱之。茎叶亦可。不过三度。（圣惠方）。恶疮癣癞十年不瘥者。苦瓠一枚，煮汁搽之，日三度。（肘后方）。九瘘有孔苦瓠四枚，大如盏者，各穿一孔如指大，汤煮十数沸，取一竹筒长一尺，一头插瓠孔中，一头注疮孔上，冷则易之，用遍乃止。（千金方）。痔疮肿痛苦壶卢、苦荬菜煎汤，先熏后洗，乃贴熊胆、密陀僧、胆矾、片脑末，良。（摘玄方）。下部悬痈择人神不在日，空心用井华水调百药煎末一碗服之，微利后，却用秋壶卢（一名苦不老，生在架上而苦者）切片置疮上，灸二七壮。萧端式病此连年，一灸遂愈。（永类铃方）。卒中蛊毒或吐血，或下血，皆如烂肝者。苦瓠一枚，水二升，煮一升服，立吐即愈。又方，用苦酒一升煮令消，服之取吐，神验。（肘后方）。死胎不下苦壶卢烧存性，研末。每服一钱，空心热酒下。（海上方）。聤耳出脓干瓠子一分，黄连半钱，为末。以绵先缴净，吹入半字，日二次。（圣惠方）。鼻中息肉苦壶卢子、苦丁香等分，入麝香少许，为末，纸捻点之。（圣惠方）。

花

【主治】一切瘘疮，霜后收曝，研末傅之。时珍。

蔓

【主治】麻疮，煎汤浴之即愈。时珍。

【附方】新一。小儿白秃瓠藤同裹盐荷叶煎浓汁洗，三五次愈。（总录）。

苦瓜

（《救荒》）

【释名】锦荔枝救荒。癞葡萄【时珍曰】苦以味名。瓜及荔枝、葡萄，皆以实及茎、叶相似得名。

【集解】〔周定王曰〕锦荔枝即癞葡萄，蔓延草木。茎长七八尺，茎有毛涩。叶似野葡萄，而花又开黄花。实大如鸡子，有皱纹，似荔枝。〔时珍曰〕苦瓜原出南番，今闽、广皆种之。五月下子，生苗引蔓，茎叶卷须，并如葡萄而小。七八月开小黄花，五瓣如碗形。结瓜长者四五寸，短者二三寸，青色，皮上痱瘤如癞及荔枝壳状，熟则黄色自裂，内有红瓤裹子。瓤味甘可食。其子形扁如瓜子，亦有痱瘟。南人以青皮煮肉及盐酱充蔬，苦涩有青气。按费信星槎胜览云：苏门答剌国一等瓜，皮若荔枝，未剖时甚臭如烂蒜，剖开如囊，味如酥，香甜可口。疑此即苦瓜也。

瓜

【气味】苦，寒，无毒。

【主治】除邪热，解劳乏，清心明目。时珍

子

【气味】苦、甘、无毒。

【主治】益气壮阳。时珍。

紫菜

（《食疗》）

【释名】紫萸音软。

【集解】[诜曰]紫菜生南海中，附石。正青色，取而干之则紫色。[时珍曰]闽、越海边悉有之。大叶而薄。彼人挼成饼状，晒干货之，其色正紫，亦石衣之属也。

【气味】甘，寒，无毒。[藏器曰]多食令人腹痛发气，吐白沫。饮热醋少许，即消。

【主治】热气烦塞咽喉，煮汁饮之。孟诜病瘿瘤脚气者，宜食之。时珍

本草纲目

石花菜

（《食鉴》）

【释名】琼枝〔时珍曰〕并以形名也。

【集解】〔时珍曰〕石花菜生南海沙石间。高二三寸，状如珊瑚。有红、白二色，枝上有细齿。以沸汤泡去砂屑，沃以姜、醋，食之甚脆。其根埋沙中，可再生枝也。一种稍粗而似鸡爪者，谓之鸡脚菜，味更佳。二物久浸皆化成胶冻也。郭璞海赋所谓水物则玉珧海月，土肉石华，即此物也。

【气味】甘、咸，大寒，滑，无毒。

【主治】去上焦浮热，发下部虚寒。宁原。

鹿角菜

（《食性》）

【释名】猴葵〔时珍曰〕按沈怀远南越志云：猴葵一名鹿角。盖鹿角以形名，猴葵因其性滑也。

【集解】〔士良曰〕鹿角菜生海州、登、莱、沂、密诸处海中。〔时珍曰〕鹿角菜生东南海中石崖间。长三四寸，大如铁线，分丫如鹿角状，紫黄色。土人采曝，货为海错。以水洗醋拌，则胀起如新，味极滑美。若久浸则化如胶状，女人用以梳发，黏而不乱。

【发明】〔震亨曰〕凡瘿结积块之疾，宜常食紫菜，乃咸能软坚之义。

【气味】甘，大寒，滑，无毒。〔诜曰〕微毒。丈夫不可久食，发痼疾，损腰肾、经络、血气，令人脚冷痹，少颜色。

【主治】下热风气，疗小儿骨蒸热劳。服丹石人食之，能下石力。士良解面热。大明。

龙须菜

（《纲目》）

【集解】〔时珍曰〕龙须菜生东南海边石上。丛生无枝，叶状如柳，根须长者尺余，白色。以醋浸食之，和肉蒸食亦佳。博物志一种石发似指此物，与石衣之石发同名也。

【气味】甘，寒，无毒。

【主治】瘿结热气，利小便。时珍。

香蕈

（《日用》）

【释名】〔时珍曰〕蕈从覃。覃，延也。蕈味隽永，有覃延之意。

【集解】〔瑞曰〕蕈生桐、柳、枳椇木上。紫色者名香蕈，白色者名肉蕈，皆因湿气熏蒸而成。生山僻处者，有毒杀人。〔颖曰〕香蕈生深山烂枫木上。小于菌而薄，黄黑色，味甚香美，最为佳品。〔时珍曰〕蕈品不一。宋人陈仁玉著菌谱甚详。今录其略于此云：芝、菌，皆气茁也。自商山茹芝，而五台天花，亦

本草纲目

甲群汇。仙居介乎天台、括苍之间，丛山入天，仙灵所宫，爱产异菌。林居岩栖者，左右芁之，乃藜苋之至腴。近或以羞王公，登玉食矣。一曰合蕈，又名台蕈，生台之韦羌山。寒极雪收，春气欲动，土松芽活，此菌候也。其质外褐色，肌理玉洁，芒香韵味，一发釜鬲，闻于百步。山人曝干以售，香味减于生者。他山虽产，其柄高而香劣，不及矣。二曰稠膏蕈，生孟溪诸山。秋中雨零露浸，酿山膏木腴，发为菌花。生绝顶树杪，初如蕊珠，圆莹类轻酥滴乳，浅黄白色，味尤甘。已乃张伞大若掌。味顿渝矣。春时亦生而膏液少。食之之法，下鼎似沸，漉起参和众味，而特全于酒。切勿搅动，则涎腥不可食矣。亦可蒸熟致远。三曰松蕈，生松阴，采无时。凡物松出，无不可爱者。四曰麦蕈，生溪边沙壤中。味殊美，绝类蘑菰。五曰玉蕈，初寒时生，洁皙可爱。作羹微韧。俗名寒蒲蕈。六曰黄蕈，丛生山中。黄色，俗名黄缵蕈，又名黄狨。七曰紫蕈，赭紫色，产山中，为下品。八曰四季蕈，生林木中，味甘而肌理粗峭。九曰鹅膏蕈，生高山中，状类鹅子，久而伞开。味殊甘滑，不减稠膏。然与杜蕈相乱，不可不慎。杜蕈，土菌也。

【气味】甘，平，无毒。

【主治】益气不饥，治风破血。吴瑞松蕈：治溲浊不禁，食之有效。菌谱

第十卷 果部

李

（《别录》下品）

【释名】嘉庆子〔时珍曰〕按罗愿尔雅翼云：李乃木之多子者，故字从木、子。窃谓木之多子者多矣，何独李称木子耶？按素问言李味酸属肝，东方之果也。则李于五果属木，故得专称尔。今人呼干李为嘉庆子。按韦述两京记云：东都嘉庆坊有美李，人称为嘉庆子。久之称谓既熟，不复知其所自矣。梵书名李曰居陵迦。

【集解】〔弘景曰〕李类甚多。京口有麦李，麦秀时熟，小而肥甜，核不入药。姑熟有南居李，解核如杏子形者，入药为佳。〔志曰〕李有绿李、黄李、紫李、牛李、水李，并甘美堪食，核不中用。有野李，味苦，核仁入药。〔颂曰〕李处处有之。郭璞注尔雅：休，乃赤李也。痤（音磋），乃接虑李也。一名麦李。细熟有沟道，与麦同熟。驳，乃赤李也。陶氏所谓南居李，今不复识。医家但用核若杏核音。〔宗奭曰〕李树大者高丈许。一种御李子，大如樱桃，红黄色，先诸李熟，医家用者亦少。〔时珍曰〕李，绿叶白花，树能耐久，其种近百。其子大者如怀如卵，小者如弹如樱。其形有牛心、马肝、奈李、杏李、水李，其色有青、绿、紫、朱、黄、赤、缥绮、胭脂、青皮、紫灰之殊。其味有甘、酸、苦、涩数种。离核、合核、无核、匾缝之异。其产有武陵、房陵诸李。早则麦李、御李，四月熟。迟则晚李、冬李，十月、十一月熟。又有季春李，冬花春实也。按王祯农书云：北方一种御黄李，形大而肉厚核小，甘香而美。江南建宁一种均亭李，紫而肥大，味甘如蜜。有擘李，熟则自裂。有糕李，肥黏如糕。皆李之嘉美者也。今

本草纲目

人用盐曝、糖藏、蜜煎为果，惟曝干白李有益。其法：夏李色黄时摘之，以盐按去汁，合盐晒萎，去核复晒干，荐酒，作饤皆佳。

实

【气味】苦、酸、微温，无毒。〔时珍曰〕李味甘酸，其苦涩者不可食。不沉水者有毒，不可食。

〔大明曰〕多食令人胪胀，发虚热。〔诜曰〕临水食之，令发痰疟。不可合雀肉食。合蜜食，损五脏。

〔宗奭曰〕不可合浆水食，发霍乱，涩气而然。服术人忌之。

【主治】曝食，去痼热，调中。别录去骨节间劳热。孟诜肝病宜食之。思邈

核仁

【气味】苦，平，无毒。

【主治】僵仆踠折，瘀血骨痛。别录令人好颜色。吴普治女子少腹肿满，利小肠，下水气，除浮肿。甄权治面皯黑子。苏颂

【附方】旧一，新一。女人面皯用李核仁去皮细研，以鸡子白和如稀饧涂之，至旦以浆水洗去，后涂胡粉。不过五六日效。忌见风。崔元亮海上方。蝎虿螫痛苦李仁嚼涂之，良。古今录验

根白皮

【修治】〔时珍曰〕李根皮取东行者，刮去皱皮，炙黄入药用。别录不言用何等李根，亦不言其味。但药性论云：入药用苦李根皮，味咸。而张仲景治奔豚气，奔豚汤中用甘李根白皮。则甘、苦二种皆可用欤？

【气味】大寒，无毒。〔大明曰〕凉，无毒。

【主治】消渴，止心烦逆奔豚气。别录治疮。吴普煎水含漱，治齿痛。弘景煎汁饮，主赤白痢。大明

炙黄煎汤，日再饮之，治女人卒赤白下，有验。孟诜治小儿暴热，解丹毒。时珍苦李根皮：味咸，治脚下气，

主热毒烦躁。煮汁服，止消渴。甄权。

【附方】新二。小儿丹毒从两股走及阴头。用李根烧为末，以田中流水和涂之。（千金方）。咽喉卒

塞无药处，以皂角末吹鼻取嚏。仍以李树近根皮，磨水涂喉外，良验。（菽园杂记）。

花

【气味】苦，香，无毒。

【主治】令人面泽，去粉滓靨。时珍。

【附方】新一。面黑粉滓用李花、梨花、樱桃花、白葵花、白莲花、红莲花、旋覆花、秦椒各六两，

桃花、木瓜花、丁香、沉香、青木香、钟乳粉各三两，珍珠、玉屑各二两，蜀水花一两，大豆末七合，为

细末瓶收。每日盥靧，用洗手面，百日光洁如玉也。普济方。

叶

【气味】甘、酸，平，无毒。

【主治】小儿壮热，痁疾惊痫，煎汤浴之，良。大明。

【附方】新一。恶刺疮痛李叶、枣叶捣汁点之，效。（千金方）。

【主治】目翳，定痛消肿。时珍。

【气味】苦，寒，无毒。

本草纲目

枣

（《本经》上品）

【释名】枣音次。枣、棘皆有刺针，会意也。

【集解】〔别录曰〕枣生河东平泽。〔弘景曰〕世传河东猗氏县枣特异。今青州出者形大而核细，多膏甚甜。郁州互市者亦好，小不及耳。江东临沂、金城枣形大而虚，少脂，好者亦可用之。南枣大恶，不堪啖。〔颂曰〕近北州郡皆出枣，惟青州之种特佳。晋州、绛州虽大，而不及青州肉厚也。江南出者，坚燥少脂。今园圃种莳者，其种甚多。美者有水菱枣、御枣之类，皆不堪入药，盖肌肉轻虚故也。南郡人煮而曝干，皮薄而皱，味更甘于他枣，谓之天蒸枣，亦不入药。按郭璞注尔雅云：壶枣大而锐，犹壶瓠也。边，腰枣也，细腰，今谓之辘轳枣。櫅，白枣也，子白乃熟。洗，大枣也，出河东猗氏县，大如鸡卵。遵，羊枣也，实小紫黑，俗名羊矢枣。樲，酸枣也，木小而实酢。还味，棯枣也，其味短。蹷泄，苦枣也，其味苦。晰，无实枣也。〔宗奭曰〕大枣先青州，次晋州，皆可晒曝入药，益脾胃。余者止可充食用耳。青州人以枣去皮核，焙干为枣圈，以为奇果。有御枣，甘美轻脆，后众枣熟而易生虫，今人所谓扑落酥者是也。又有牙枣，先众枣熟，亦甘美，微酸而尖长。二枣皆可啖，不堪收曝。〔时珍曰〕枣木赤心有刺。四月生小叶，尖觥光泽。五月开小花，白色微青。南北皆有，惟青、晋所出者肥大甘美，入药为良。其类甚繁，尔雅所载之外，郭义恭广志有狗牙、鸡心、牛头、羊角、狝猴、细腰、赤心、三星、骈白之名，又有木枣、氏枣、桂枣、夕枣、灌枣、墟枣、蒸枣、白枣、丹枣、棠枣、及安邑、信都诸枣。谷城紫枣长二寸，羊角枣长三寸。密云所出小枣，脆润核细，味亦甘美，皆可充果食，不堪入药。入药须用青州及晋地晒干大枣为良。按贾思勰齐民要术云：凡枣全赤时，日日撼而收曝，则红皱。若半赤收者，肉未充满，干即色黄。赤收者，味亦不佳。食经作干枣法：须治净地，铺菰箔之类承枣，日晒夜露，择去胖烂，曝干收之。切而晒干者为枣脯。煮熟榨出者为枣膏，亦曰枣瓤。蒸熟者为胶枣，加以糖、蜜拌蒸则更甜，以麻油叶同蒸，则色更润泽。捣枣，胶晒干者为枣油，其法取红软干枣入釜，以水仅淹平，煮沸漉出，砂盆研细，生布绞取汁，涂盘上晒干，其形如油，以手摩刮为末收之。每以一匙，投汤碗中，酸甜味足，即成美浆，用和米眼，最止饥渴、益脾胃也。卢谌祭法云：春祀用枣油，即此。

生枣

【气味】甘、辛，热，无毒。多食令人寒热。凡羸瘦者不可食。[思邈曰]多食令人热渴膨胀，动脏腑，损脾元，助湿热。

大枣

【释名】干枣别录美枣别录良枣[别录曰]八月采，曝干。[瑞曰]此即晒干大枣也。味最良美，故宜入药。今人亦有用胶枣之肥大者。

【气味】甘，平，无毒。[思邈曰]甘，辛，热，滑，无毒。[杲曰]温。[大明曰]有齿病、疳病、蒸枣多用糖、蜜拌过，久食最损脾、助湿热也。啖枣多，令人齿黄生蟿，故嵇康养生论云：齿处晋而黄，虫蟿人不宜啖枣，小儿尤不宜食。又忌与葱同食，令人五脏不和；与鱼同食，令人腰腹痛。〔时珍曰〕今人处头而黑。

【主治】心腹邪气，安中，养脾气，平胃气，通九窍，助十二经，补少气、少津液、身中不足，大惊四肢重，和百药。久服轻身延年。本经。〔宗奭曰〕煮取肉，和脾胃药甚佳。补中益气，坚志强力，除烦闷，疗心下悬。除肠澼。久服不饥神仙。别录润心肺，止嗽，补五脏，治虚损，除肠胃癖气。和光粉烧，治疳痢。大明小儿患秋痢，与蛀枣食之良。孟诜杀乌头、附子、天雄毒。之才和阴阳，调荣卫，生津液。李杲。

【发明】〔弘景曰〕道家方药，以枣为佳饵。其皮利，肉补虚，所以合汤皆擘之也。〔杲曰〕大枣气味俱厚，阳也。温以补不足，甘以缓阴血。〔成无己曰〕邪在荣卫者，辛甘以解之。故用姜、枣以和荣卫，生发脾胃升腾之气。张仲景治奔豚，用大枣滋脾土以平肾气也。治水饮胁痛有十枣汤，益土而胜水也。〔震亨曰〕枣属土而有火，味甘性缓。甘先入脾，补脾者未尝用甘。故今人食甘多者，脾必受病也。〔时珍曰〕素问言枣为脾之果，脾病且食之。谓治病和药，若无故频食，则生虫损齿，贻害多矣。按王好古云：中满者勿食甘，甘令人满。故张仲景建中汤心下痞者，减饧、枣，与甘草同例，此得用枣之方矣。又按许叔微本事方云：一妇病脏燥悲泣不止，祈祷备至。予忆古方治此证用大枣汤遂治与服尽剂而愈。古人识病治方，妙绝如此。又陈自明妇人良方云：程虎卿内人妊娠四五个月，遇昼则惨戚悲伤，泪下数欠，如有所凭，医巫兼治皆无益。管伯周说：先人曾语此，治须大枣汤乃愈。虎卿借方治药，一投而愈。方见下条，又摘玄方治此证，用红枣烧存性，酒服三钱，亦大枣汤变法也。

【附方】旧七，新十二。调和胃气以干枣去核，缓火逼燥为末。量多少入少生姜末，白汤点服。调和胃气甚良。（衍义）。反胃吐食大枣一枚去核，用斑蝥一枚去头翅，入在内，煨熟去蝥，空心食之，白汤下良。小肠气痛大枣一枚去核，用斑蝥一枚去头翅，入枣内，纸包煨熟，去蝥食枣，以桂心、毕澄茄汤下。直指。伤寒热病后，口干咽痛，喜唾。大枣二十枚，乌梅十枚，捣入蜜丸。含一杏核大，咽汁，甚效。（千金方）。妇人脏燥悲伤欲哭，象若神灵，数欠者，大枣汤主之。大枣十枚，小麦一升，甘草二两，每服一两，水煎服之。亦补脾气。妊娠腹痛大红枣十四枚，烧焦为末，以小便服之。（梅师）。大便燥塞大枣一枚去核，入轻粉半钱缚定，煨熟食之，仍以枣汤送下。（直指）。咒枣治疟执枣一枚，咒曰：吾有枣一枚，一心归大道。优他或优降，或劈火烧之。念七遍，吹枣上，与病人食之，即愈。（岣嵝神书）。上气咳嗽治伤中筋脉急，上气咳嗽者。烦闷不眠大枣十四枚，葱白七茎，水三升，煮一升，顿服。（千金方）。常含一枚，微微咽之取瘥。（圣惠方）。用枣二十枚去核，以酥四两微火煎，入枣肉中泣尽酥，取收之。每服二钱，米饮下。三因。肺疽吐血因啖辛辣、热物致伤者。用红枣连核烧存性，百药煎煅过，等分为末。每服二钱，米饮下。三因。耳聋鼻塞不闻音声，香臭者。取大枣十五枚去皮核，蓖麻子三百枚去皮，和捣。绵裹塞耳、鼻，日一度。先治耳，后治鼻，不可并塞。（孟诜食疗）。三十余日，闻声及香臭也。（食疗本草）。走马牙疳新枣肉一枚，同黄檗烧焦为末，油和傅之。若加砒少许更妙。松树皮为丸，久服之。（食疗本草）。诸疮久坏不愈者。枣膏三升，煎水频洗，取愈。（千金方）。痔疮疼痛大肥枣一枚剥去皮，取水银掌中，以唾研令极熟，傅枣瓤上，纳入下部良。（外台秘要）。下部虫痒蒸大枣取膏，以水银和捻长三寸，以绵裹，夜纳下部中，明日虫皆出也。（肘后方）。卒急心疼海上方诀云：一个乌梅二个枣，七

本草纲目

三岁陈枣核中仁

【气味】苦，平，无毒。

【主治】腹痛邪气。别录恶气卒痊忤。孟诜核烧研，掺胫疮良。时珍。

【发明】〔时珍曰〕按刘根别传云：道士陈孜如痴人，江夏袁仲阳敬事之。孜曰：今春当有疾，可服枣核中仁二十七枚。后果大病，服之而愈。又云：常服枣仁，百邪不复干也。仲阳服之有效，则枣果有治邪之说矣。又道书云：常含枣核治气，令口行津液，咽之佳。谢承后汉书亦云：孟节能含枣核，不食可至十年也。此皆藉枣以生津受气，而咽之又能达黄宫，以交离坎之义耳。

叶

【气味】甘，温，微毒。〔别录曰〕散服使人瘦，久即呕吐。

【主治】覆麻黄，能令出汗。本经和葛粉，揩热痱疮，良。别录治小儿壮热，煎汤浴之。大明。

【附方】新二。小儿伤寒五日已后热不退。用枣叶半握，麻黄半两，葱白、豆豉各一合，童子小便二钟，煎一钟，分二服，取汗。（总录）。反胃呕哕干枣叶一两，藿香半两，丁香二钱半，每服二钱，姜三片，水一盏煎服。（圣惠方）。

木心

【气味】甘，涩，温，有小毒。

【主治】中蛊腹痛，面目青黄，淋露骨立。剉取一斛，水淹三寸，煮至二斗澄清，煎五升。旦服五合，

根

取吐即愈。又煎红水服之，能通经脉。时珍。出小品方。

【主治】小儿赤丹从脚跌起，煎汤频浴之。时珍。出千金。

【附方】旧一。令发易长取东行枣根三尺，横安甑上蒸之，两头汗出，收取傅发，即易长。（圣惠方）。

皮

【主治】同老桑树皮，并取北向者，等分，烧研。每用一合，井水煎，澄取清，洗目。一月三洗，昏者复明。忌荤、酒、房事。时珍。

木瓜

（《别录》中品）

【释名】楙音茂。【时珍曰】按尔雅云：楙，木瓜。郭璞注云：木实如小瓜，酢而可食。则木瓜之名，取此义也。或云：木瓜味酸，得木之正气故名。亦通。楙从林、矛，谐声也。

【集解】【弘景曰】木瓜，山阴兰亭尤多，彼人以为良果。又有榠楂，大而黄。有楂子，小而涩。礼云：楂、梨钻之。古亦以楂为果，今则不也。【保升曰】其树枝状如柰，花作房生子，形似栝楼，火干甚香。【颂曰】木瓜处处有之，而宣城者为佳。木状如柰。春末开花，深红色。其实大者如瓜，小者如拳。宣人种莳尤谨，遍满山谷。始实成则镞纸花粘于上，夜露日烘，渐变红，花色其文如生。本州以充土贡，故有宣城花木瓜之称。榠楂酷类木瓜，但看蒂间别有重蒂如乳者

本草纲目

为木瓜，无者为榠楂也。〔敩曰〕真木瓜皮薄，色赤黄，香而甘酸不涩，其问里子头尖，一面方，食之益人。有和圆子，色微黄，蒂粗，其子小圆，味涩微酸，能伤人气。有蔓子，颗小，味涩，不堪用。有土伏子，味绝苦涩不堪，子如大样油麻，饵之令人目涩、多赤筋痛也。〔宗奭曰〕西洛大木瓜，其味和美，至熟止青白色，入药绝有功，胜宣州者，味淡。〔时珍曰〕木瓜可种可接，可以枝压。其叶光而厚，其实如小瓜而有鼻。津润味不木者为木瓜。圆小于木瓜，味木而酢涩者为木桃。似木瓜而无鼻，大于木桃，去子蒸烂，捣木李，亦曰木梨，即榠楂及和圆子也。鼻乃花脱处，非脐蒂也。木瓜性脆，可蜜渍之为果。去子蒸烂，捣泥入蜜与姜作煎，冬月饮尤佳。木桃、木李性坚，可蜜煎及作糕食之。木瓜烧灰散池中，可以毒鱼，说出淮南万毕术。又广志云：木瓜枝，一尺有百二十节，可为数号。

实

〔修治〕〔敩曰〕凡使木瓜，勿犯铁器，以铜刀削去硬皮并子，切片晒干，以黄牛乳汁拌蒸，从巳至未，待如膏煎，乃晒用也。〔时珍曰〕今人但切片晒干入药尔。按大明会典：宣州岁贡乌烂虫蛀木瓜入御药局。亦取其陈久无木气，如栗子去木气之义尔。

〔气味〕酸，温，无毒。〔思邈曰〕酸，咸，温，涩。〔诜曰〕不可多食，损齿及骨。

〔主治〕湿痹邪气，霍乱大吐下，转筋不止。别录治脚气冲心，取嫩者一颗，去子煎服佳。强筋骨，下冷气，止呕逆，心膈痰唾，消食，止水利后渴不止，作饮服之。藏器止吐泻奔豚，及水肿冷热痢，心腹痛。大明调营卫，助谷气。雷敩去湿和胃，滋脾益肺，治腹胀善噫，心下烦痞。好古。

〔发明〕〔杲曰〕木瓜入手、足太阴血分，气脱能收，气滞能和。〔弘景曰〕木瓜最疗转筋。如转筋时，但呼其名及书上作木瓜字皆愈，此理亦不可解。俗人拄木瓜杖，云利筋胫也。〔宗奭曰〕木瓜得木之正，酸能入肝，故益筋与血。病腰肾脚膝无力，皆不可缺也。人以铅霜或胡粉涂之，则失酢味，且无渣，盖受金之制也。〔时珍曰〕木瓜所主霍乱吐利转筋脚气，皆脾胃病，非肝病也。肝虽主筋，而转筋则由湿热、寒湿之邪袭伤脾胃所致，故筋转必起于足腓。腓及宗筋皆属阳明。木瓜治转筋，非益筋也，理脾而伐肝也。土病则金衰而木盛，故用酸温以收脾肺之耗散，而借其走筋以平肝邪，乃土中泻木以助金也。木平则土得令而金受荫矣。素问云：酸走筋，筋病无多食酸。孟诜云：多食木瓜，损齿及骨。皆伐肝之明验，而木瓜入手、足太阴为脾、肺药，非肝药，益可征矣。又针经云：多食酸，令人癃，两焦之气，不能出入，流入胃中，下去膀胱，胞薄以软，得酸则缩卷，约而不通，故水道不利而癃涩也。罗天益宝鉴云：太保刘仲海日食蜜煎木瓜三五枚，同伴数人皆病淋疾，以问天益。天益曰：此食酸所致也，但夺食则已。阴之所生，本在五味；阴之所营，伤在五味。五味太过，皆能伤人，不独酸也。又陆佃埤雅云：俗言梨百损一益，楙百益一损。故诗云，投我以木瓜，取其有益也。

〔附方〕旧二，新十。项强筋急不可转侧，肝、肾二脏受风也。用宣州木瓜二个取盖去瓤，没药二两，乳香二钱半，二味入木瓜内缚定，饭上蒸三四次，烂研成膏，每用三钱，入生地黄汁半盏，无灰酒二盏，暖化温服。许叔微云：有人患此，自午后发，黄昏时定。予谓此必先从足起。足少阴之筋自足至项。筋者肝之合。今日中至黄昏，阳中之阴，肺也。自离至兑，阴旺阳弱之时。予授此及都梁丸服之而愈。（本事方）。脚气肿急用木瓜切片，肝气弱。肝、肾二脏受邪，故发于此时。因附舟以足阁一袋上，渐觉不痛。乃问舟子：袋中何物？曰：……囊盛踏之。广德顾安中，患脚气筋急腿肿，

本草纲目

宣州木瓜也。及归，制木瓜袋用之，顿愈。（名医录）。脚筋挛痛用木瓜数枚，以酒、水各半，煮烂捣膏，乘热贴于痛处，以帛裹之。冷即换，日三五度。（食疗本草）。脐下绞痛木瓜三片，桑叶七片，大枣三枚，水三升，煮半升，顿服即愈。食疗。小儿洞痢木瓜捣汁服之。（千金方）。霍乱腹痛木瓜五钱，桑叶三片，枣肉一枚，煎服。不饮酒者，煎汤服。仍煎汤浸青布裹其足。（圣惠方）。霍乱转筋木瓜一两，酒一升，水煎服。（圣惠方）。四蒸木瓜圆治肝、肾、脾三经气虚，为风寒暑湿相搏，流注经络。凡遇六化更变，七情不和，必至发动，或肿满，或顽痹，憎寒壮热，呕吐自汗，霍乱吐利。用宣州大木瓜四个，切盖剜空听用。一个入黄芪、续断末各半两于内，一个入苍术、橘皮末各半两于内，一个入乌药、黄松节末各半两于内（黄松节即茯神中心木也），一个入威灵仙、苦葶苈末各半两于内。以原盖簪定，用酒浸透，入甑内蒸熟，三浸、三蒸、三晒，捣末，水和糊，丸如梧子大。每服五十丸，温酒、盐汤任下。（御药院方）。肾脏虚冷气攻腹胁，胀满疼痛。用大木瓜三十枚，去皮、核，剜空，以甘菊花末、青盐末各一斤填满，置笼内蒸熟，捣成膏，入新艾茸二斤搜和，丸如梧子大。每米饮下三十丸，日二。（圣济总录）。发稿不泽木瓜浸油梳头。（圣惠方）。反花痔疮木瓜为末，以鳝鱼身上涎调，贴之，以纸护住。辟除壁虱以木瓜切片，铺于席下。（臞仙神隐）。

木瓜核

[主治]霍乱烦躁气急，每嚼七粒，温水咽之。时珍出圣惠。

枝叶皮根

[气味]并酸，涩，温，无毒。

〔主治〕煮汁饮，并止霍乱吐下转筋，疗脚气。别录枝做杖，利筋脉。根、叶煮汤淋足胫，可以已蹶。木材作桶濯足，甚益人。苏颂枝、叶煮汁饮，治热痢。时珍 出千金

花

〔主治〕面黑粉滓。方见李花。

山楂

（音渣 《唐本草》）

【校正】唐本草木部赤爪木，宋图经外类棠梂子，丹溪补遗山楂，皆一物也。今并于一，但以山楂标题。

【释名】赤爪子侧巧切。唐本鼠楂唐本猴楂危氏茅楂日用朹子音求。鼻梅音计。并尔雅羊梂唐本棠梂子图经山里果食鉴。〔时珍曰〕山楂味似楂子，故亦名楂。世俗皆作查字，误矣。查（音槎）乃水中浮木，与楂何关？郭璞注尔雅云：朹（音求）树如梅。其子大如指头，赤色似小柰，可食。此即山楂也，世俗作梂字亦误矣。梂乃栎实，于朹何关？楂、朹之名，见于尔雅。自晋、宋以来，不知其原，但用查、梂耳。此物生于山原茅林中，猴、鼠喜食之，故又有诸名也。唐本草赤爪木当作赤枣，盖枣、爪音讹也，楂状似赤枣故尔。范成大虞衡云有赤枣子。王璆百一选方云：山里红果，俗名酸枣，又名鼻涕团。正合此义矣。

【集解】〔恭曰〕赤爪木，赤楂也。出山南、申、安、随诸州。小树高五六尺，叶似香荽。子似虎掌，大如小林檎，赤色。〔藏器曰〕赤爪草，即鼠楂朹也。生高原。朹似小楂而赤，人食之。〔颂曰〕棠梂子生滁州。三月开白花，随便结实，采无时。彼人用治下痢及腰疼有效。他处亦有，不入药用。〔时珍曰〕

赤爪、棠梂、山楂，一物也。古方罕用，故唐本虽有赤爪，后人不知即此也。自丹溪朱氏始著山楂之功，而后遂为要药。其类有二种，皆生山中。一种小者，山人呼为棠梂子、茅楂、猴楂，可入药用。树高数尺，叶有五尖，桠间有刺。三月开五出小白花。实有赤、黄二色，肥者如小林檎，小者如指头，九月乃熟，小儿采而卖之。闽人取熟者去皮核，捣和糖、蜜，作为楂糕，以充果物。其核状如牵牛子，黑色甚坚。一种大者，山人呼为羊梂子。树高丈余，花叶皆同，但实稍大而色黄绿，皮涩肉虚为异尔。初甚酸涩，经霜乃可食。功应相同，而采药者不收。

实

【修治】〔时珍曰〕九月霜后取带熟者，去核曝干，或蒸熟去皮核，捣作饼子，日干用。

【气味】酸，冷，无毒。〔时珍曰〕酸、甘，微温。生食多令人嘈烦易饥，损齿，齿龋人尤不宜也。

【主治】煮汁服，止水痢。沐头洗身，治疮痒。唐木煮汁洗漆疮，多瘥。弘景治腰痛有效。苏颂消食积，补脾，治小肠疝气，发小儿疮疹。吴瑞健胃，行结气。治妇人产后儿枕痛，恶露不尽，煎汁入沙糖服之，立效。震亨化饮食，消肉积癥瘕，痰饮痞满吞酸，滞血痛胀。时珍化血块气块，活血。宁原

【发明】〔震亨曰〕山楂大能克化饮食。若胃中无食积，脾虚不能运化，不思食者，多服之，则反克伐脾胃生发之气也。〔时珍曰〕凡脾弱食物不克化，胸腹酸刺胀闷者，于每食后嚼二三枚，绝佳。但不可多用，恐反克伐也。按物类相感志言：煮老鸡、硬肉，入山楂数颗即易烂。则其消肉积之功，益可推矣。珍邻家一小儿，因食积黄肿，腹胀如鼓。偶往羊梂树下，取食之至饱。归而大吐痰水，其病遂愈。羊梂乃山楂同类，医家不用而有此效，则其功应相同矣。

【附方】新六。偏坠疝气山棠梂肉、茴香（炒）各一两为末，糊丸梧子大。每服一百丸，空心白汤下。（卫生易简方）。老人腰痛及腿痛。用棠梂子、鹿茸（炙）等分为末，蜜丸梧子大。每服百丸，日二服。肠风下血用寒药、热药及脾弱药俱不效者。独用山里果（俗名酸枣，又名鼻涕团）干者为末，艾汤调下，应手即愈。（百一选方）。痘疹不快干山楂为末，汤点服之，立出红活。又法：猴楂五个，酒煎入水，温服即出。危氏得效方。痘疮干黑危困者。用棠梂子为末，紫草煎酒调服一钱。（全幼心鉴）。食肉不消山楂肉四两，水煮食之，并饮其汁。（简便方）。

核

【主治】吞之，化食磨积，治癫疝。时珍。

【附方】新二。难产山楂核七七粒，百草霜为衣，酒吞下。（海上方）。阴肾癫肿方见橄榄。

赤爪木

【气味】苦，寒，无毒。

【主治】水痢，头风身痒。唐本。

根

【主治】消积，治反胃。时珍。

茎叶

【主治】煮汁，洗漆疮。时珍。出肘后。

橙

（宋《开宝》）

【释名】金球、鹄壳。〔时珍曰〕案陆佃埤雅云：橙，柚属也。可登而成之，故字从登。又谐声也。

【集解】〔志曰〕橙，树似橘而叶大，其形圆，大于橘而香，皮厚而皱，八月熟。〔时珍曰〕橙产南土，其实似柚而香，叶有两刻缺如两段，亦有一种气臭者。柚乃柑属之大者，早黄难留；橙乃橘属之大者，经霜早熟，色黄皮厚，蹙衄如沸，香气馥郁。其皮可以熏衣，可以和菹醢，可以为酱齑，可以蜜煎，可以糖制为橙丁，可以蜜制为橙膏。嗅之则香，食之则美，诚佳果也。〔宗奭曰〕橙皮今止以为果，或合汤待宾，未见入药。宿酒未解者，食之速醒。

獭乃水獭之属也。诸家本草皆作槟榔，误矣。

皮

【气味】酸，寒，无毒。〔士良曰〕暖。多食伤肝气，发虚热。与獭肉同食，发头旋恶心。〔时珍曰〕瘰疬，杀鱼、蟹毒。士良。

【主治】洗去酸汁，切和盐、蜜，煎成贮食，止恶心，能去胃中浮风恶气。开宝行风气，疗瘿气，发瘰疬，杀鱼、蟹毒。士良。

【气味】苦、辛，温，无毒。

【主治】作酱，醋香美，散肠胃恶气，消食下气，去胃中浮风气。开宝和盐贮食，止恶心，解酒病。孟诜糖作橙丁，甘美，消痰下气，利膈宽中，解酒。时珍。

【附方】新二。香橙汤宽中快气，消酒。用橙皮二斤切片，生姜五两切焙擂烂，入炙甘草末一两，檀香末半两，和作小饼。每嚼一饼，沸汤入盐送下。（奇效良方）。痔疮肿痛隔年风干橙子，桶内烧烟熏之，神效。（医方摘要）。

核

【主治】面䵟粉刺，湿研，夜夜涂之。时珍。

【附方】新一。闪挫腰痛橙子核炒研，酒服三钱即愈。摄生方。

柚

（音又《日华》）

【释名】与柚同。条尔雅，壶柑唐本，臭橙食性，朱栾。〔时珍曰〕柚色油然，其状如卣，故名。壶亦象形。今人呼其黄而小者为蜜筒，正此意也。其大者谓之朱栾，亦取团栾之象。最大者谓之香栾，尔雅谓之櫾（音废），又曰梄（音贾）。广雅谓之镭柚，镭亦壶也。桂海志谓之臭柚。皆一物。但以大小古今方言称呼不同耳。

【集解】〔恭曰〕柚皮厚味甘，不似橘皮薄味辛而苦。其肉亦如橘，有甘有酸，酸者名壶柑。今俗人谓橙为柚，非矣。案吕氏春秋云：果之美者，江浦之橘，云梦之柚。郭璞云：櫾，柚出江南，似橙而实酢，大如橘。禹贡云：扬州厥包橘、柚。孔安国云：小曰橘，大曰柚，皆为柑也。〔颂曰〕闽中、岭外、江南皆有柚，比橘黄白色而大。襄、唐间柚，色青黄而实小。其味皆酢，皮厚，不堪入药。〔时珍曰〕柚，树、

本草纲目

第十卷 果部

叶皆似橙。其实有大、小二种：小者如柑如橙；大者如瓜如升，有围及尺余者，亦橙之类也。今人呼为朱栾，形色圆正，都类柑、橙。但皮厚而粗，其味甘，其气臭，其瓣坚而酸恶不可食。南人种其核，长成以接柑、橘，云甚良也。盖橙乃橘属，故其皮皱厚而香，味苦而辛，柚乃柑属，故其皮粗厚而臭，甘而辛。如此分柚与橙、橘自明矣。郭璞云：大柚也。实大如盏，皮厚二三寸，子似枳，食之少味。范成大云：广南臭柚大如瓜，可食，其皮甚厚，染墨打碑，可代毡刷，且不损纸也。列子云：吴越之间有木焉，其名为櫾。碧树而冬青，实丹而味酸。食其皮汁，已愤厥之疾。渡淮而北，化而为枳，此言地气之不同如此。

皮

【气味】酸，寒，无毒。

【主治】消食，解酒毒，治饮酒人口气，去肠胃中恶气，疗妊妇不思食口淡。大明。

【正误】〔时珍曰〕案沈括笔谈云：本草言橘皮苦，柚皮甘，误矣。柚皮极苦，不可入口，甘者乃橙也。此说似与今柚不同，乃沈氏自误也，不可为据。

皮

【气味】甘、辛，平，无毒。

【主治】下气。宜食，不入药。弘景消食快膈，散愤懑之气，化痰。时珍。

【附方】新一。痰气咳嗽用香栾去核切，砂瓶内浸酒，封固一夜，煮烂，蜜拌匀，时时含咽。

叶

【主治】头风痛，同葱白捣，贴太阳穴。时珍。

花

金橘

（《纲目》）

【主治】蒸麻油做香泽面脂，长发润燥。时珍。

【释名】金柑橘谱，卢橘汉书，夏橘广州志，山橘北户录，给客橙，魏王花木志〔时珍曰〕此橘生时青卢色，黄熟则如金，故有金橘、卢橘之名。卢，黑色也。或云卢，酒器之名，其形肖之故也。注文选者以枇杷为卢橘，误矣。按司马相如上林赋云：卢橘夏熟，枇杷橪柿。以二物并列，则非一物明矣。此橘夏冬相继，故云夏熟，而裴渊广州志谓之夏橘。给客橙者，其芳香如橙，可供给客也。

【集解】〔时珍曰〕金橘生吴粤、江浙、川广间。或言出营道者为冠，而江浙者皮甘肉酸，次之。其树似橘，不甚高大。五月开白花结实，秋冬黄熟，大者径寸，小者如指头，形长而皮坚，肌理细莹，生则深绿色，熟乃黄如金。其味酸甘，而芳香可爱，糖造、蜜煎皆佳。案魏王花木志云：蜀之成都、临邛、江源诸处，有给客橙，一名卢橘。似橘而非，若柚而香。夏冬花实常相断，或如弹丸，或如樱桃，通岁食之。又刘恂岭表录异云：山橘子大如土瓜，次如弹丸，小树绿叶，夏结冬熟，金色薄皮而味酸，偏能破气。容、广人连枝藏之，入脍醋尤加香美。韩彦直橘谱云：金柑出江西，北人不识。景祐中始至汴都，因温成皇后嗜之，价遂贵重。藏绿豆中可经时不变，盖橘性热，豆性凉也。又有山金柑，一名山金橘，俗名金豆。木高尺许，实如樱桃，内止一核。俱可蜜渍，香味清美。已上诸说，皆指今之金橘，但有一类数种之异耳。

【气味】酸、甘，温，无毒。

枇杷

（《别录》中品）

【释名】〔宗奭曰〕其叶形似琵琶，故名。

【集解】〔颂曰〕枇杷旧不著所出州土，今襄、汉、吴、蜀、闽、岭、江西南、湖南北皆有之。木高丈余，肥枝长叶，大如驴耳，背有黄毛，阴密婆娑可爱，四时不凋。盛冬开白花，至三四月成实作梂，大如弹丸，熟时色如黄杏，微有毛，皮肉甚薄，核大如茅栗，黄褐色。四月采叶，暴干用。〔时珍曰〕案郭义恭广志云：枇杷易种，叶微似栗，冬花春实。其子簇结有毛，四月熟，大者如鸡子，小者如龙眼，白者为上，黄者次之。无核者名焦子，出广州。又杨万里诗云：大叶耸长耳，一枝堪满盘。荔支分与核，金橘却无酸。颇尽其状。注文选者以枇杷为卢橘，误矣。详金橘。

实

【气味】甘、酸，平，无毒。〔志曰〕寒。〔诜曰〕温。多食发痰热，伤脾。同炙肉及热面食，令人患热黄疾。

【主治】止渴下气，利肺气，止吐逆，主上焦热，润五脏。大明。

叶

【修治】〔恭曰〕凡用须火炙，以布拭去毛。不尔射人肺，令咳不已。或以粟秆作刷刷之，尤易洁净。

【敦曰】凡采得秤，湿叶重一两，干者三叶重一两，乃为气足，堪用。粗布试去毛，以甘草汤选一遍，用绵再拭干。每一两以酥二钱半涂上，炙过用。

【气味】苦，平，无毒。【权曰】甘，微辛。【时珍曰】治胃病以姜汁涂炙，治肺病以蜜水涂炙，乃良。

【主治】卒哕不止，下气，煮汁服。别录【弘景曰】若不暇煮，但嚼汁咽，亦瘥。治呕哕不止，妇人产后口干。大明煮汁饮，主渴疾，治肺气热嗽，及肺风疮，胸面上疮。诜和胃降气，清热解暑毒，疗脚气。时珍。

【发明】【时珍曰】枇杷叶气薄味厚，阳中之阴。治肺胃之病，大都取其下气之功耳。气下则火降痰顺，而逆者不逆，呕者不呕，渴者不渴，咳者不咳矣。【宗奭曰】治肺热嗽甚有功。一妇人患肺热久嗽，身如火炙，肌瘦将成劳。以枇杷叶、木通、款冬花、紫菀、杏仁、桑白皮各等分，大黄减半，如常治讫，为末，蜜丸樱桃大。食后，夜卧各含化一丸，未终剂而愈矣。

【附方】新七。温病发哕因饮水多者。枇杷叶（去毛炙香）、茅根各半斤，水四升，煎二升，稍稍饮之。（庞安常方）。反胃呕哕枇杷叶（去毛炙）、丁香各一两，人参二两，为末。每服三钱，水一盏，姜三片，煎服。（圣惠方）。衄血不止枇杷叶去毛，焙研末。茶服二钱，日二。同上。面上风疮方同上。痔疮肿痛枇杷叶蜜炙，乌梅肉焙，为末。每服二钱，温酒调下，日三服。（本事）。酒齇赤鼻枇杷叶、栀子仁等分，为末。先以乌梅汤洗，贴之。（集要）。痘疮溃烂枇杷叶煎汤洗之。（摘玄）。

花

【主治】头风，鼻流清涕。辛夷等分，研末，酒服二钱，日二服。时珍。

木白皮

【主治】生嚼咽汁，止吐逆不下食，煮汁冷服尤佳。思邈。

杨梅

（宋《开宝》）

【释名】朹子音求。〔时珍曰〕其形如水杨子而味似梅，故名。段氏北户录名朹子。扬州人呼白杨梅为圣僧。

【集解】〔志曰〕杨梅生江南、岭南山谷。树若荔枝树，而叶细阴青。子形似水杨子，而生青熟红，肉在核上，无皮壳。四月、五月采之。南人腌藏为果，寄至北方。〔时珍曰〕杨梅树叶如龙眼及紫瑞香，冬月不凋。二月开花结实，形如楮实子，五月熟，有红、白、紫三种，红胜于白，紫胜于红，颗大而核细，盐藏、蜜渍、糖收皆佳。东方朔林邑记云：邑有杨梅，其大如杯碗，青时极酸，熟则如蜜。用以酿酒，号为梅香酎，甚珍重之。赞宁物类相感志云：桑上接杨梅则不酸。杨梅树生癞，以甘草钉钉之则无之妙也。〔藏器曰〕张华博物志言地瘴处多生杨梅，验之信然。

实

【气味】酸、甘，温，无毒。〔诜曰〕热，微毒。久食令人发热，损齿及筋。忌生葱同食。〔瑞曰〕发疮致痰。

【主治】盐藏食，去痰止呕哕，消食下酒。干作屑，临饮酒时服方寸匕，止吐酒。开宝止渴，和五脏，能涤肠胃，除烦愤恶气。烧灰服，断下痢甚验。盐者常含一枚，咽汁，利五脏下气。诜。

【附方】旧一，新三。下痢不止 杨梅烧研，每米饮服二钱，日二服。（普济方）。头痛不止 杨梅为末，以少许嗜鼻取嚏妙。头风作痛 杨梅为末，每食后薄荷茶服二钱。或以消风散同煎服。或同捣末，以白梅肉和，丸弹子大，每食后葱茶嚼下一丸。（朱氏集验）。一切损伤止血生肌，令无瘢痕 用盐藏杨梅和核捣如泥，做成挺子，以竹筒收之。凡遇破伤，研末傅之，神圣绝妙。（经验方）。

核仁

【主治】脚气。〔时珍曰〕案王性之挥麈录云：会稽杨梅为天下冠。童贯苦脚气，或云杨梅仁可治之。郡守王嶷馈五十石，贯用之而愈。取仁法：以柿漆拌核暴之，则自裂出也。

树皮及根

【主治】煎汤，洗恶疮疥癣。大明煎水，漱牙痛。服之，解砒毒。烧灰油调，涂汤火伤。时珍。

【附方】新二。中砒毒心腹绞痛，欲吐不吐，面青肢冷。用杨梅树皮煎汤二三碗，服之即愈。王硕易简方。风虫牙痛普济方：用杨梅根皮厚者焙一两，川芎䓖五钱，麝香少许，研末。每用半钱，鼻内嗜之，口中含水，涎出痛止。摘要方：用杨梅根皮、韭菜根、厨案上油泥，等分捣匀，贴于两腮上，半时辰，其虫从眼角出也。屡用有效之方。

樱桃

（《别录》上品）

【释名】莺桃礼注，含桃月令，荆桃。〔宗奭曰〕孟诜本草言此乃樱，非桃也。虽非桃类，以其形肖桃，故曰樱桃，又何疑焉？如沐猴梨、胡桃之类，皆取其形相似耳。礼记仲春，天子以含桃荐宗庙即此。故王维诗云：才是寝园春荐后，非干御苑鸟衔残。药中不甚用。〔时珍曰〕其颗如璎珠，故谓之樱。而许慎作莺桃，云莺所含食，故又曰含桃，亦通。案尔雅云：楔（音戛），荆桃也。孙炎注云：即今樱桃。最大而甘者，谓之崖蜜。

【集解】〔颂曰〕樱桃处处有之，而洛中者最胜。其木多阴，先百果熟，故古人多贵之。其实熟时深红色者，谓之朱樱。紫色，皮里有细黄点者，谓之紫樱，味最珍重。又有正黄明者，谓之蜡樱；小而红者，谓之樱珠，味皆不及。极大者，有若弹丸，核细而肉厚，尤难得。〔时珍曰〕樱桃树不甚高。春初开白花，繁英如雪。叶团，有尖及细齿。结子一枝数十颗，三月熟时须守护，否则鸟食无遗也。盐藏、蜜煎皆可，或同蜜捣作糕食，唐人以酪荐食之。林洪山家清供云：樱桃经雨则虫自内生，人莫之见。用水浸良久，则虫皆出，乃可食也。试之果然。

【气味】甘，热，涩，无毒。〔大明曰〕平，微毒。多食令人吐。〔诜曰〕食多无损，但发虚热耳。有暗风人不可食，食之立发。〔李鹏飞曰〕伤筋骨，败血气。有寒热病人不可食。

【主治】调中，益脾气，令人好颜色，美志。别录止泄精、水谷痢。孟诜。

【发明】〔宗奭曰〕小儿食之过多，无不作热。此果三月末、四月初熟，得正阳之气，先诸果熟，故性热也。〔震亨曰〕樱桃属火，性大热而发湿。旧有热病及喘嗽者，得之立病，且有死者也。〔时珍曰〕案张子和儒门事亲云：舞水一富家有二子，好食紫樱，每日啖二三升。半月后，长者发肺痿，幼者发肺痈，相继而死。呜呼！百果之生，所以养人，非欲害人。富贵之家，纵其嗜欲，取死是何？天耶命耶？邵尧夫诗云『爽口物多终作疾』，真格言哉。观此，则寇、朱二氏之言，益可证矣。王维诗云：饱食不须愁内热，大官还有蔗浆寒。盖谓寒物同食，犹可解其热也。

叶

【气味】甘，平，无毒。煮老鹅，易软熟。

东行根

【主治】蛇咬，捣汁饮，并傅之。颂。

【主治】煮汁服，立下寸白蛔虫。大明。

枝

【主治】雀卵斑䵟，同紫萍、牙皂、白梅肉研和，日用洗面。时珍。

花

【主治】面黑粉滓。方见李花。

荔枝

（宋《开宝》）

【释名】离枝纲目。丹荔。〔颂曰〕按朱应扶南记云：此木结实时，枝弱而蒂牢，不可摘取。必以刀斧劙取其枝，故以为名。劙（音利）与荔同。〔时珍曰〕司马相如上林赋作离支。按白居易云：若离本枝，一日色变，三日味变。则离支之名，又或取此义也。

【集解】〔颂曰〕荔枝生岭南及巴中。今闽之泉、福、漳州、兴化军，蜀之嘉、蜀、渝、涪州，及二广州郡皆有之。其品以闽中为第一，蜀州次之。岭南为下。其木高二三丈，自径尺至于合抱，类桂木、冬青之属。绿叶蓬蓬然，四时荣茂不凋。其木性至坚劲，土人取其根，作阮咸槽及弹棋局。其花青白，状若冠之蕤绥。其子喜双实，状如初生松球。壳有皱纹如罗，初青渐红。肉色淡白如肪玉，味甘而多汁。夏至将中，则子翕然俱赤，乃可食也。大树下子至百斛，五六月盛熟时，彼方皆燕会其下以赏之，极量取啖。虽多亦不伤人，少过则饮蜜浆便解。荔枝始传于汉世，初惟出岭南，后出蜀中。故左思蜀都赋云：旁挺龙目，侧生荔枝。唐白居易图序论之详矣。今闽中四郡所出特奇，蔡襄谱其种类至三十余品，肌肉甚厚，甘香莹白，非广、蜀之比也。福唐岁贡白曝荔枝、蜜煎荔枝肉，俱为上方珍果。白曝须嘉实乃堪，其市货者，多用杂色荔枝入盐、梅曝成，皮色深红，味亦少酸，殊失本真。经曝则可经岁，商贩流布，遍及华夏，味犹不歇，百果之盛，皆不及此。又有焦核荔枝，核如鸡舌香，味更甜美。或云是木生背阳，结实不完就者。又有绿色、蜡色，皆其品之奇者，本土亦自难得。其蜀、岭荔枝，初生小酢，肉薄核大，不堪白曝。

〔藏器曰〕顾微广州记云：荔枝冬夏常青，其实大如鸡卵，壳朱肉白，核黄黑色，似半熟莲子，精者核如鸡舌香，甘美多汁，极益人也。〔时珍曰〕荔枝炎方之果，性最畏寒，易种而根浮。其木甚耐久，有经数百年犹结实者。其实生时肉白，干时肉红。日晒火烘，卤浸蜜煎，皆可致远。成朵晒干者谓之荔锦。按白居易荔枝图序云：荔枝生巴、峡间。树形团团如帷盖。叶如冬青。花如橘而春荣，实如丹而夏熟。朵如蒲桃，核如枇杷。壳如红缯，膜如紫绡。瓤肉洁白如冰雪，浆液甘酸如醴酪。大略如彼，其实过之。若离本枝，一日而色变，二日而香变，三日而味变，四五日外，色香味尽去矣。又蔡襄荔枝谱云：广、蜀所出，福州延亘原野，而肉薄，味甘酸，不及闽中下等者。闽中惟四郡有之，福州最多，兴化最奇，泉、漳次之。福州荔枝名品，皆出天成，虽以其核种之，亦失本体，形状百出，不可以理求也。沈括笔谈谓焦核荔枝，乃土人去其大根，燔焦种成者，大不然也。又洪迈坚夷志云：莆田荔枝，皆出天成，虽以其核种之，亦失本体，形状百出，不可以理求也。沈括笔谈谓焦核荔枝，乃土人去其大根，燔焦种成者，大不然也。故采荔枝者，必日中而众采之。一日色变，二日味变，三日色味俱变。故古诗云，色味不逾三日变也。

实

【气味】甘，平，无毒。〔颂曰〕甘、酸，热。多食令人发虚热。〔李廷飞曰〕生荔枝多食，发热烦渴，口干衄血。〔颂曰〕多食不伤人。如少过度，饮蜜浆一杯便解也。〔时珍曰〕荔枝气味纯阳，其性为热。鲜者食多，即龈肿口痛，或衄血也。病齿䘌及火病人尤忌之。《开宝》本草言其性平，苏氏谓多食无伤，皆谬说也。按物类相感志云：食荔枝多则醉，以壳浸水饮之即解。此即食物不消，还以本物消之之意。诜治瘰疬瘤赘，赤肿疔肿，发小儿痘疮。时珍。

【主治】止渴，益人颜色。《开宝》食之止烦渴，头重心躁，背膊劳闷，李珣通神，益智，健气。孟

【发明】〔震亨曰〕荔枝属阳，主散无形质之滞气，故消瘤赘赤肿者用之。苟不明此，虽用之无应。

【附方】新六。痘疮不发荔枝肉浸酒饮，并食之。忌生冷。闻人规痘疹论。疔疮恶肿普济方：用荔枝五个或三个，不用双数，以狗粪中米淘净为末，与糯米粥同研成膏，摊纸上贴之。留一孔出毒气。济生秘览：用荔枝肉、白梅各三个，捣作饼子。贴于疮上，根即出也。风牙疼痛普济：用荔枝连壳烧存性，研末，擦牙即止。乃治诸药不效仙方也。孙氏集效方：用大荔枝一个，剔开填盐满壳，煅研，搽之即愈。呃逆不止荔枝七个，连皮核烧存性，为末。白汤调下，立止。（杨拱医方摘要）。

核

【气味】甘，温，涩，无毒。

【主治】心痛、小肠气痛，以一枚煨存性，研末，新酒调服。宗奭治癞疝气痛，妇人血气刺痛。时珍。

【发明】〔时珍曰〕荔枝核入厥阴，行散滞气，其实双结而核肖睾丸，故其治癞疝气卵肿，有述类象形之义。

【附方】新六。脾痛不止荔枝核为末，醋服二钱。数服即愈。（卫生易简方）。妇人血气刺痛。用荔枝核烧存性半两，香附子炒一两，为末。每服二钱，盐汤、米饮任下。名蠲痛散。（妇人良方）。疝气癞肿孙氏：用荔枝核（炒黑色）、大茴香（炒）等分，为末。每服一钱，温酒下。皆效方：玉环来笑丹：用

荔枝核四十九个，陈皮连白九钱，硫黄四钱，为末，盐水打面糊丸绿豆大。遇痛时，空心酒服九丸，良久再服。不过三服，甚效如神。亦治诸气痛。阴肾肿痛荔枝核烧研，酒服二钱。肾肿如斗荔枝核、青橘皮、茴香等分，各炒研。酒服二钱，日三。

壳

【主治】痘疮出不爽快，煎汤饮之。又解荔枝热，浸水饮。时珍。

【附方】新一。赤白痢荔枝壳、象斗壳（炒）、石榴皮（炒）、甘草（炙），各等分。每以半两，水一盏半，煎七分，温服，日二服。（普济方）。

花及皮根

【主治】喉痹肿痛，用水煮汁，细细含咽，取瘥止。苏颂。出崔元亮海上方。

龙眼

（《别录》中品）

【校正】自木部移入此。〔宗奭曰〕龙眼专为果，未见入药。本草编入木部，非矣。

【释名】龙目吴普。圆眼俗名。益智别录。亚荔枝开宝。荔枝奴 骊珠 燕卵 蜜脾 鲛泪 川弹子

〔时珍曰〕龙眼、龙目，象形也。吴普本草谓之龙目，又曰比目。曹宪博雅谓之益智。〔弘景曰〕广州有龙眼，非益智也，恐彼人别名耳。〔志曰〕甘味归脾，能益人智，故名益智，非今之益智子也。〔颂曰〕荔枝才过，龙眼即熟，故南人目为荔枝奴。又名木弹。晒干寄远，北人以为佳果，目为亚荔枝。

南方草木状。

本草纲目

【集解】〔别录曰〕龙眼生南海山谷。一名益智。其大者似槟榔。〔恭曰〕龙眼树似荔枝，叶若林檎，花白色。子如槟榔，有鳞甲，大如雀卵。〔颂曰〕今闽、广、蜀道出荔枝处皆有之。嵇含南方草木状云：木高一二丈，似荔枝而枝叶微小，凌冬不凋。春末夏初，开细白花。七月实熟，壳青黄色，文作鳞甲，形圆，大如弹丸，核若木梡子而不坚，肉薄于荔枝，白而有浆，其甘如蜜。实极繁，每枝二三十颗，作穗如蒲桃。汉时南海常贡之，大为民害。临武长唐羌上书言状。和帝感其言，下诏止之。〔时珍曰〕龙眼正圆，别录、苏恭比之槟榔，殊不类也。其木性畏寒，白露后方可采摘，晒焙令干，成朵干者名龙眼锦。按范成大桂海志有山龙眼，出广中，色青，肉如龙眼，夏月实熟可啖，此亦龙眼之野生者欤？

实

【气味】甘，平，无毒。〔恭曰〕甘、酸，温。〔李廷飞曰〕生者沸汤瀹过食，不动脾。

【主治】五脏邪气，安志厌食。除蛊毒，去三虫。久服强魂聪明，轻身不老，通神明。别录开胃益脾，补虚长智。时珍。

【发明】〔时珍曰〕食品以荔枝为贵，而资益则龙眼为良。盖荔枝性热，而龙眼性和平也。严用和济生方，治思虑劳伤心脾有归脾汤，取甘味归脾、能益人智之义。

【附方】新一。归脾汤治思虑过度，劳伤心脾，健忘怔忡，虚烦不眠，自汗惊悸。用龙眼肉、酸枣仁（炒）、黄芪（炙）、白术（焙）、茯神各一两，木香半两，炙甘草二钱半，㕮咀。每服五钱，姜三片，枣一枚，水二钟，煎一钟，温服。（济生方）。

核

橄榄

（宋《开宝》）

【主治】胡臭。六枚，同胡椒二七枚研，遇汗出即擦之。时珍。

【释名】青果梅圣俞集。忠果记事珠。谏果出农书。〔时珍曰〕橄榄名义未详。此果虽熟，其色亦青，故俗呼青果。其有色黄者不堪，病物也。王祯云：其味苦涩，久之方回甘味。王元之作诗，比之忠言逆耳，世乱乃思之，故人名为谏果。

【集解】〔志曰〕橄榄生岭南。树似木樒子树而高，端直可爱。结子形如生诃子，无棱瓣，八月、九月采之。又有一种波斯橄榄，生邕州。色类相似，但核作两瓣，蜜渍食之。〔诜曰〕其树大数围。实长寸许，先生者向下，后生者渐高。熟时生食味酢，蜜渍极甜。〔颂曰〕按刘恂岭表录云：橄榄树枝皆高耸。其子深秋方熟，南人重之。核内有三窍，窍中有仁，可食。有野生者，子繁而树峻不可梯缘，但刻根下方寸许，纳盐生咀嚼之，味虽苦涩，而芬香胜于含鸡舌香也。入内，一夕子皆自落，木亦无损。其枝节间有脂膏如桃胶，南人采取和皮、叶煎汁，熬如黑锡，谓之榄糖。用泥船隙，牢如胶漆，着水益干也。〔时珍曰〕橄榄树高，将熟时以木钉钉之，或纳盐少许于皮内，其实一夕自落，亦物理之妙也。其子生食甚佳，蜜渍、盐藏皆可致远。其木脂状如黑胶者，土人采取，熬之清烈，谓之榄香。杂以牛皮胶者，即不佳矣。又有绿榄，色绿。乌榄，色青黑，肉烂而甘。取肉搥碎干放，自有霜如白盐，谓之榄酱。青榄核内仁干小。惟乌榄仁最肥大，有文层叠如海螵蛸状，而味甘美，谓之榄仁。又有一种方榄，出广西两江峒中，似橄榄而有三角或四角，即是波斯橄榄之类也。

实

【气味】酸、甘，温，无毒。〔宗奭曰〕味涩，良久乃甘。〔震亨曰〕味涩而甘，醉饱宜之。然性热，多食能致上壅。〔时珍曰〕橄榄盐过则不苦涩，同栗子食甚香。按延寿书云：凡食橄榄必去两头，其性热也。过白露摘食，庶不病疟。

【主治】生食、煮饮，并消酒毒。解鲀鲐鱼毒。《开宝》嚼汁咽之，治鱼鲠。宗奭生啖、煮汁，能解诸毒。苏颂开胃下气，止泻。大明生津液，止烦渴，治咽喉痛。咀嚼咽汁，能解一切鱼、鳖毒。时珍。

【发明】〔志曰〕鲀鲐鱼，即河豚也。人误食其肝及子，必迷闷至死，惟橄榄及木煮汁能解之。其木作舟楫，拨着鱼皆浮出，故知物有相畏如此者。〔时珍曰〕按名医录云：吴江一富人，食鳜鱼被鲠，横在胸中，不上不下，痛声动邻里，半月余几死。忽遇渔人张九，令取橄榄与食。时无此果，以核研末，急流水调服，骨遂下而愈。张九云：我父老相传，橄榄木作取鱼棹篦，鱼触着即浮出，所以知鱼畏橄榄也。今人煮河豚、团鱼，皆用橄榄，乃知橄榄能治一切鱼、鳖之毒也。

【附方】新四。初生胎毒 小儿落地时，用橄榄一个烧研，朱砂末五分和匀，嚼生脂麻一口，吐唾和药，绢包如枣核大，安儿口中，待咽一个时顷，方可与乳。此药取下肠胃秽毒，令儿少疾，及出痘稀少也。（孙氏集效方）。唇裂生疮 橄榄炒研，猪脂和涂之。牙齿风疳脓血有虫 用橄榄烧研，入麝香少许，贴之。（圣惠方）。下部疳疮 橄榄烧存性，研末，油调敷之。或加孩儿茶等分。（乾坤生意）。

榄仁

【气味】甘，平，无毒。

【主治】唇吻燥痛，研烂敷之。开宝。

核

【气味】甘，涩，温，无毒。

【主治】磨汁服，治诸鱼骨鲠，及食鲙成积，又治小儿痘疮倒靥。烧研服之，治下血。时珍。

【附方】新三。肠风下血橄榄核、灯为烧存性，研末。每服二钱，陈米饮调下。（仁斋直指方）。阴肾癞肿橄榄核、荔枝核、山楂核等分，烧存性，研末。每服二钱，空心茴香汤调下。耳足冻疮橄榄核烧研，油调涂之。（乾坤生意）。

五敛子

（《纲目》）

【释名】五棱子桂海志。阳桃【时珍曰】按嵇含草木状云：南人呼棱为敛，故以为名。

【集解】【时珍曰】五敛子出岭南及闽中，闽人呼为阳桃。其大如拳，其色青黄润绿，形甚诡异，状如田家碌碡，上有五棱如刻起，作剑脊形。皮肉脆软，其味初酸久甘，其核如柰。五月熟，一树可得数名，十月再熟。以蜜渍之，甘酢而美，俗亦晒干以充果食。又有三廉子，盖亦此类也。陈祈畅异物志云：三廉出熙安诸郡。南人呼棱为廉，虽名三廉，或有五六棱者。食之多汁，味甘且酸，尤宜与众果参食。

本草纲目 第十卷 果部

椰子
（宋《开宝》）

【校正】自木部移入此。

【释名】越王头纲目。胥余。〔时珍曰〕按嵇含南方草木状云：相传林邑王与越王有怨，使刺客乘其醉，取其首，悬于树，化为椰子，其核犹有两眼，故俗谓之越王头，而其浆犹如酒也。此说虽谬，而俗传以为口实。南人称其君长为爷，则椰名盖取于爷之义也。相如上林赋作胥余，或作胥耶。

【集解】〔志曰〕椰子生安南，树如棕榈，子中有浆，饮之得醉。〔颂曰〕椰子岭南州郡皆有之。郭义恭广志云：木似桄榔无枝条，高数丈。叶在木末如束蒲。其实大如瓠，垂于枝间，如挂物然。实外有粗皮，如棕包。皮内有坚壳，圆而微长。壳内有肤，白如猪肪，厚半寸许，味如胡桃。肤内裹浆四五合如乳，饮之冷而动气醺人。壳可为器。肉可糖煎寄远，作果甚佳。〔珣曰〕按刘欣期交州记云：椰树状若海棕。实大如碗，外有粗皮，如大腹子、豆蔻之类。内有浆似酒，饮之不醉。生云南者亦好。〔宗奭曰〕椰子开之，有汁白色如乳，别是一种气味，强名为酒。中有白瓢，形圆如栝楼，上起细垅，亦白色而微虚，其纹若妇人裙褶，味亦如汁。与着壳一重白肉，皆可糖煎为果。其壳可为酒器，如酒中有毒，则酒沸起或

实

【气味】酸，甘，涩，平，无毒。

【主治】风热，生津止渴。时珍。

裂破。今人漆其里，即失用椰子之意。〔时珍曰〕椰子乃果中之大者。其树初栽时，用盐置根下则易发。木至斗大方结实，大者三四围，高五六丈，木似桃榔、槟榔之属，通身无枝。其叶在木顶，长四五尺，直耸指天，状如棕榈，势如凤尾。二月着花成穗，出于叶间，长二三尺，大如五斗器。仍连着实，一穗数枚，小者如栝楼，大者如寒瓜，长七八寸，径四五寸，悬着树端。六七月熟，有粗皮包之。皮内有核，圆而黑润，甚坚硬，厚二三分。壳内有白肉瓤如凝雪，味甘美如牛乳。瓤肉空处，有浆数合，钻蒂倾出，清美如酒。其花造酒，饮之亦醉也。类书有青田核、树头酒、严树酒、皆椰酒、椰花之类，并附于下。若久者，则混浊不佳矣。其壳磨光，有斑缬点纹，横破之可作壶爵，纵破之可作瓢杓也。又唐史言番人以其花造酒，饮之亦醉也。

椰子瓤

【气味】甘，平，无毒。

【主治】益气。开宝治风。汪颖食之不饥，令人面泽。时珍。出异物志。

椰子浆

【气味】甘，温，无毒。〔珣曰〕多食，冷而动气。〔时珍曰〕其性热，故饮之者多昏如醉状。异物志云：食其肉则不饥，饮其浆则增渴。

【主治】止消渴。涂头，益发令黑。开宝治吐血水肿，去风热。李珣。

【发明】〔震亨曰〕椰子生海南极热之地，土人赖此解夏月毒渴，天之生物，各因其材也。

椰子皮

【修治】〔颂曰〕不拘时月采其根皮，入药炙用。一云：其实皮亦可用。

本草纲目

第十卷 果部

【气味】苦，平，无毒。

【主治】止血，疗鼻衄，吐逆霍乱，煮汁饮之。开宝治卒心痛，烧存性，研，以新汲水服一钱，极验。时珍。出龚氏方。

壳

【主治】杨梅疮筋骨痛。烧存性，临时炒热，以滚酒泡服二三钱，暖覆取汗，其痛即止，神验。时珍。

【附录】青田核崔豹古今注云：乌孙国有青田核，状如桃核，不知其树。核大如数斗，剖之盛水，则变酒味，甚醇美。饮尽随即注水，随尽随成。但不可久，久则苦涩尔。谓之青田酒，汉末蜀王刘璋曾得之。树头酒寰宇志云：缅甸在滇南，有树类棕，高五六丈，结实如椰子。土人以罐盛曲，悬于实下，汁流于罐中以成酒，名树头酒。或不用曲，惟取汁熬为白糖。其树即贝树也，缅人取其叶写书。严树酒一统志云：琼州有严树，捣其皮汁，浸以清水，和以粳酿（或入石榴花叶），数日成酒，能醉人。又梁书云：顿逊国有酒树，似安石榴，取花汁贮杯中，数日成酒。又有文章草，可以成酒。

波罗蜜

（《纲目》）

【释名】囊伽结〔时珍曰〕波罗蜜，梵语也。因此果味甘，故借名之。安南人名囊伽结，波斯人名婆那娑，拂林人名阿萨嚲，皆一物也。

【集解】〔时珍曰〕波罗蜜生交趾、南番诸国，今岭南、滇南亦有之。树高五六丈，树类冬青而黑润

三七〇

倍之。叶极光净，冬夏不凋。树至斗大方结实，不花而实，出于枝间，多者十数枚，少者五六枚，大如冬瓜，外有厚皮裹之，若栗球，上有软刺礧砢。五六月熟时，颗重五六斤，剥去外皮壳，内肉层叠如橘囊，食之味至甜美如蜜，香气满室。一实凡数百核，核大如枣。其中仁如栗黄，煮炒食之甚佳。果中之大者，惟此与椰子而已。

瓤

【气味】甘、香、微酸，平，无毒。

【主治】止渴解烦，醒酒益气，令人悦泽。时珍。

核中仁

【气味】同瓤。

【主治】补中益气，令人不饥轻健。时珍。

无花果

（《食物》）

【释名】映日果便民图纂。优昙钵广州志。阿驵音楚。〔时珍曰〕无花果凡数种，此乃映日果也。即广中所谓优昙钵，及波斯所谓阿驵也。

【集解】〔时珍曰〕无花果出扬州及云南，今吴、楚、闽、越人家，亦或折枝插成，枝柯如枇杷树，三月发叶如花构叶。五月内不花而实，实出枝间，状如木馒头，其内虚软。采以盐渍，压实令扁，日干充果实。熟则紫色，软烂甘味如柿而无核也。按方舆志云：广西优昙钵不花而实，状如枇杷。又段成式酉阳杂俎云：阿驵出波斯，拂林人呼为底珍树。长丈余，枝叶繁茂，有丫如蓖麻，无花而实，色赤类椑柿，一月而熟，味亦如柿。二书所说，皆即此果也。又有文光果、天仙果、古度子，皆无花之果，并附于下。

实

【气味】甘，平，无毒。

【主治】开胃，止泄痢。汪颖治五痔，咽喉痛。时珍。

叶

【气味】甘、微辛，平，有小毒。

【主治】五痔肿痛，煎汤频熏洗之，取效。震亨。

【附录】文光果出景州。形如无花果，肉味如栗，五月成熟。

天仙果出四川。树高八九尺，叶似荔枝而小，无花而实，子如樱桃，累累缀枝间，六七月熟，其味至甘。

宋祁方物赞云：有子孙枝，不花而实。薄言采之，味埒蜂蜜。

古度子出交广诸州。树叶如栗，不花而实，枝柯间生子，大如石榴及楂子而色赤，味醋，煮以为粽食之。

若数日不煮，则化作飞蚁，穿皮飞去也。

西瓜

（《日用》）

【释名】寒瓜见下。

【集解】［瑞曰］契丹破回纥，始得此种，以牛粪覆而种之。结实如斗大，而圆如匏，色如青玉，子如金色，或黑麻色。北地多有之。［时珍曰］按胡峤陷虏记言：峤征回纥，得此种归，名曰西瓜。则西瓜自五代时始入中国，今则南北皆有，而南方者味稍不及，亦甜瓜之类也。二月下种，蔓生，花、叶皆如甜瓜。七八月实熟，有围及径尺者，长至二尺。其棱或有或无，其色或青或绿，其瓤或白或红，红者味尤胜。其子或黄或红，或黑或白，白者味更劣。盖五代之先，瓜种已入浙东，但无西瓜之名，未遍中国尔。其瓜子曝裂取仁，瓜甚大，可藏至春者，即此也。［颂曰］一种杨溪瓜，秋生冬熟，形略长扁而大，瓤色如胭脂，味胜。可留至次年，云是异人所遗之种也。

生食、炒熟俱佳。皮不堪啖，亦可蜜煎、酱藏。

瓜瓤

【气味】甘、淡，寒，无毒。［瑞曰］有小毒。多食作吐利，胃弱者不可食。同油饼食，损脾。［时珍曰］按延寿书云：北人禀厚，食之犹惯；南人禀薄，多食易至霍乱，冷病终身也。又按相感志云：食西瓜后食其子，即不噫瓜气。以瓜划破，曝日中，少顷食，即冷如水也。得酒气，近糯米，即易烂。猫踏之，即易沙。

【主治】消烦止渴，解暑热。吴瑞疗喉痹。汪颖宽中下气，利小水，治血痢，解酒毒。宁原含汁，治

本草纲目

【发明】〔颖曰〕西瓜性寒解热，有天生白虎汤之号。〔时珍曰〕西瓜、甜瓜皆属生冷。世俗以为醍醐灌顶，甘露洒心，取其一时之快，不知其伤脾助湿之害也。真西山卫生歌云："瓜桃生冷宜少飧，免致秋来成疟疾。"是矣。又李廷飞延寿书云：防州太守陈逢原，避暑食瓜过多，至秋忽腰腿痛，不能举动。遇商助教疗之，乃愈。此皆食瓜之患也。故集书于此，以为鉴戒云。又洪忠宣松漠纪闻言：有人苦目病。或令以西瓜切片暴干，日日服之，遂愈。由其性冷降火故也。

皮

【气味】甘，凉，无毒。

【主治】口、舌、唇内生疮，烧研噙之。震亨。

【附方】新二。闪挫腰痛西瓜青皮，阴干为末，盐酒调服三钱。（摄生众妙方）。食瓜过伤瓜皮煎汤解之。诸瓜皆同。（事林广记）。

瓜子仁

【气味】甘，寒，无毒。

【主治】与甜瓜仁同。时珍。

口疮。震亨。

葡萄

（《本经》上品）

【释名】蒲桃古字。草龙珠〔时珍曰〕葡萄汉书作蒲桃，可以造酒，人酺饮之，则酺然而醉，故有是名。其圆者名草龙珠，长者名马乳葡萄，白者名水晶葡萄，黑者名紫葡萄。汉书言张骞使西域还，始得此种，而神农本草已有葡萄，则汉前陇西旧有，但未入关耳。

【集解】〔别录曰〕葡萄生陇西、五原、燉煌山谷。〔弘景曰〕魏国使人多赍来南方。状如五味子而甘美，可作酒，云用藤汁殊美。北人多肥健耐寒，盖食斯乎？不植淮南，亦如橘之变于河北也。人说即是此间蘡薁，恐亦如枳之与橘耶？〔恭曰〕蘡薁即山葡萄，苗、叶相似，亦堪作酒。葡萄取子汁酿酒，陶云用藤汁，谬误。〔颂曰〕今河东及近汴州郡皆有之。苗作藤蔓而极长，太盛者一二本绵被山谷间。花极细而黄白色。其实有紫、白二色，有圆如珠者，有长似马乳者，皆七月、八月熟，取汁可酿酒。按史记云：大宛以葡萄酿酒，富人藏酒万余石，久者十数年不败。张骞使西域，得其种还，中国始有。盖北果之最珍者，今太原尚作此酒寄远也。其根、茎中空相通，暮溉其根，而晨朝水浸子中矣。故俗呼其苗为木通，以利小肠。江东出一种，实细而酸者，名蘡薁子。〔宗奭曰〕段成式言：葡萄有黄、白、黑三种。按史记言：波斯所出者，大如鸡卵。此物最难干，不干不可收。不问土地，但收皆可酿酒。〔时珍曰〕葡萄折藤压之最易生。春月萌苞生叶，颇似栝楼叶而有五尖。生须延蔓，引数十丈。三月开小花成穗，黄白色。仍连着实，星编珠聚，七八月熟，有紫、白二色。西人及太原、平阳皆作葡萄干，货之四方。蜀中有绿葡萄，熟时色绿。云南所出者，大如枣，味尤长。西边有琐琐葡萄，大如五味子而无核。按物类相感志云：甘草

本草纲目

作钉，针葡萄，立死。以麝香入葡萄皮内，则葡萄尽作香气。其爱憎异于他草如此。又言：其藤穿过枣树，则实味更美也。三元延寿书言：葡萄架下不可饮酒，恐虫屎伤人。

实

【气味】甘，平，涩，无毒。〔诜曰〕甘、酸，温。多食，令人卒烦闷，眼暗。

【主治】筋骨湿痹，益气倍力强志，令人肥健，耐饥忍风寒。久食，轻身不老延年。可作酒。本经逐水，利小便。别录除肠间水，调中治淋。甄权时气痘疮不出，食之，或研酒饮，甚效。苏颂。

【发明】〔颂曰〕按魏文帝诏群臣曰：蒲桃当夏末涉秋，尚有余暑，醉酒宿醒，掩露而食。甘而不饴，酸而不酢，冷而不寒，味长汁多，除烦解渴。又酿为酒，甘于曲糵，善醉而易醒。他方之果，宁有匹之者乎？

〔震亨曰〕葡萄属土，有水与木火。东南人食之多病热，西北人食之无恙，盖能下走渗道，西北人禀气厚故耳。

【附方】新三。除烦止渴生葡萄捣滤取汁，以瓦器熬稠，入熟蜜少许同收。点汤饮甚良。（居家必用）。热淋涩痛葡萄捣取自然汁、生藕捣取自然汁、生地黄捣取自然汁、白沙蜜各五合。每服一盏，石器温服。（圣惠方）。胎上冲心葡萄煎汤饮之，即下。（圣惠方）。

根及藤、叶

【气味】同实。

【主治】煮浓汁细饮，止呕哕及霍乱后恶心，孕妇子上冲心，饮之即下，胎安。孟诜治腰脚肢腿痛，煎汤淋洗之良。又饮其汁，利小肠，通小肠，消肿满。时珍。

【附方】新一。水肿葡萄嫩心十四个，蝼蛄七个（去头尾），同研，露七日，曝干为末。每服半钱，

猕猴桃

（宋《开宝》）

【释名】猕猴梨开宝。藤梨同上。阳桃日用。木子〔时珍曰〕其形如梨，其色如桃，而猕猴喜食，故有诸名。闽人呼为阳桃。

【集解】〔志曰〕生山谷中。藤着树生，叶圆有毛。其实形似鸡卵大，其皮褐色，经霜始甘美可食。皮堪作纸。〔宗奭曰〕今陕西永兴军南山甚多。枝条柔弱，高二三丈，多附木而生。其子十月烂熟，色淡绿，生则极酸。子繁细，其色如芥子。浅山傍道则有存者，深山则多为猴所食矣。

实

【气味】酸，甘，寒，无毒。〔藏器曰〕咸、酸，无毒。多食冷脾胃，动泄澼。〔宗奭曰〕有实热者宜食之，太过，则令人脏寒作泄。

【主治】止暴渴，解烦热，压丹石，下石淋热壅。开宝。〔诜曰〕并宜取瓤和蜜作煎食。调中下气，主骨节风，瘫缓不随，长年白发，野鸡内痔病。藏器。

藤中汁

【气味】甘，滑，寒，无毒。

【主治】热壅反胃，和生姜汁服之。又下石淋。藏器。

本草纲目

第十卷 果部

甘蔗

（音柘 《别录》中品）

【释名】竿蔗草木状。诸音遮。〔时珍曰〕按野史云：吕惠卿言：凡草皆正生嫡出，惟蔗侧种，根上庶出，故字从庶也。嵇含作竿蔗，谓其茎如竹竿也。离骚、汉书皆作柘，字通用也。薯字出许慎说文，盖蔗音之转也。

【集解】〔弘景曰〕蔗出江东为胜，庐陵亦有好者。广州一种，数年生皆大如竹，长丈余，取汁为砂糖，甚益人。又有荻蔗，节疏而细，亦可啖也。〔颂曰〕今江浙、闽广、湖南、蜀川所生，叶似荻有二种：荻蔗茎细短而节疏，但堪生啖，亦可煎稀糖；竹蔗，茎粗而长，可笮汁为砂糖，泉、福吉、广诸州多作之。炼砂糖和牛乳为乳糖，惟蜀川作之。南人贩至北地者，荻蔗多而竹蔗少也。〔诜曰〕蔗有赤色者名昆仑蔗，白色者名荻蔗。竹蔗以蜀及岭南者为胜，江东虽有而劣于蜀产。会稽所作乳糖，殆胜于蜀。〔时珍曰〕蔗皆畦种，丛生，最困地方。茎似竹而内实，大者围数寸，长六七尺，根下节密，以渐而疏。抽叶如芦叶而大，长三四尺，扶疏四垂。八九月收茎，可留过春充果食。按王灼糖霜谱云：蔗有四色：曰杜蔗，即竹蔗也，绿嫩薄皮，味极醇厚，专用作霜；曰西蔗，作霜色浅；曰芳蔗，亦名蜡蔗，即荻蔗也，亦可作沙糖；曰红蔗，亦名紫蔗，即昆仑蔗也，止可生啖，不堪作糖。凡蔗榨浆饮固佳，又不若咀嚼之，

枝、叶

【主治】杀虫。煮汁饲狗，疗疥。开宝。

蔗

味隽永也。

【气味】甘，平，涩，无毒。【大明曰】冷。【诜曰】共酒食，发痰。【瑞曰】多食，发虚热，动衄血。

相感志云：同榧子食，则渣软。

【主治】下气和中，助脾气，利大肠。别录利大小肠，消痰止渴，除心胸烦热，解酒毒。大明止呕哕，反胃，宽胸膈。时珍。

【发明】【时珍曰】蔗，脾之果也。其浆甘寒，能泻火热，素问所谓甘温除大热之意。煎炼成糖，则甘温而助湿热，所谓积温成热也。蔗浆消渴解酒，自古称之。故汉书郊祀歌云：百味旨酒布兰生，泰尊柘浆拆朝醒。唐王维樱桃诗云：饱食不须愁内热，大官还有蔗浆寒。而孟诜乃谓共酒食发痰者，岂不知其有解酒除热之功耶？日华子大明又谓砂糖能解酒毒，则不知既经煎炼，便能助酒为热，与生浆之性异矣。按晁氏客话云：甘草遇火则热，麻油遇火则冷，甘蔗煎饴则热，水成汤则冷。此物性之异，医者可不知乎？又野史云：卢绛中病痁疾疲瘵，忽梦白衣妇人云：食蔗可愈。及旦买蔗数挺食之，翌日疾愈。此亦助脾和中之验欤？

【附方】旧三，新五。发热口干小便赤涩。取甘蔗去皮，嚼汁咽之。饮浆亦可。（外台秘要）。痰喘气急方见山药。反胃吐食。朝食暮吐，暮食朝吐，旋旋吐者。用甘蔗汁七升，生姜汁一升，和匀，日日细呷之。（梅师方）。干呕不息蔗汁温服半升，日三次。入姜汁更佳。（肘后方）。痁疟疲瘵见前。虚热咳嗽口干涕唾。用甘蔗汁二合，黄连半两，入铜器内慢火养浓，去滓，点之。（普济方）。眼暴赤肿碜涩疼痛。甘蔗汁二合，黄连半两，入铜器内慢火养浓，去滓，点之。（董氏方）。小儿口疳蔗皮烧研，掺之。（简便方）。汁一升半，青粱米四合，煮粥，日食二次，极润心肺。

本草纲目

乌芋

（《别录》中品）

【主治】烧存性，研末，乌桕油调，涂小儿头疮白秃，频涂取瘥。烧烟勿令入人目，能使暗明。时珍。

淬

【释名】凫茈音疵。凫茨音瓷。荸荠衍义。黑三棱博济方。苅音晓。地栗郑樵通志〔时珍曰〕乌芋，其根如芋而色乌也。凫喜食之，故尔雅名凫茈，后遂讹为凫茨，又讹为荸荠。盖切韵凫、荸同一字母，音相近也。三棱、地栗，皆形似也。〔瑞曰〕小者名凫茈，大者名地栗。

【集解】〔颂曰〕乌芋，今凫茨也。苗似龙须而细，色正青。根如指头大，黑色，皮厚有毛。又有一种皮薄无毛者亦同。田中人并食之。〔宗奭曰〕皮厚色黑，肉硬而白者，谓之猪荸荠。皮薄泽，色淡紫，肉软而脆者，谓之羊荸荠。正二月，人采食之。此二等药中罕用，荒岁人多采以充粮。〔时珍曰〕凫茈生浅水田中。其苗三四月出土，一茎直上，无枝叶，状如龙须。肥田栽者，粗近葱、蒲，高二三尺。其根白蒻，秋后结颗，大如山楂、栗子，而脐有聚毛，累累下生入泥底。野生者，黑而小，食之多渣。种出者，紫而大，食之多毛。吴人以沃田种之，三月下种，霜后苗枯，冬春掘收为果，生食、煮食皆良。

【正误】〔别录曰〕乌芋一名借姑。二月生叶如芋。三月三日采根，暴干。〔弘景曰〕借姑生水田中。叶有桠，状如泽泻，不正似芋。其根黄，似芋子而小，疑有乌者，根极相似，细而美。叶状如苋草，呼为凫茨，恐即此也。〔恭曰〕乌芋一名槎丫，一名茨菰。〔时珍曰〕乌芋、慈姑原是二物。慈姑有叶，其根散生。乌芋有茎无叶，其根下生。气味不同，主治亦异。而别录误以借姑为乌芋，谓其叶如芋。陶、苏二氏因凫茨、慈姑字音相近，遂致混注，而诸家说者因之不明。今正其误。

根

【气味】甘，微寒，滑，无毒。〔诜曰〕性冷。先有冷气人不可食，令人腹胀气满。小儿秋月食多，脐下结痛也。

【主治】消渴痹热，温中益气。别录下丹石，消风毒，除胸中实热气。可作粉食，明耳目，消黄疸。孟诜开胃下食。大明作粉食，厚人肠胃，不饥，能解毒，服金石人宜之。苏颂疗五种膈气，消宿食，饭后宜食之。治误吞铜物。汪机主血痢下血血崩。辟蛊毒。时珍。

【发明】〔机曰〕乌芋善毁铜，合铜钱嚼之，则钱化，可见其为消坚削积之物。故能化五种膈疾，而消宿食，治误吞铜也。〔时珍曰〕按王氏博济方，治五积，冷气攻心，变为五膈诸病，金锁丸中用黑三棱注云：即凫茈干者。则汪氏所谓消坚之说，盖本于此。又董炳集验方云：地栗晒干为末，白汤每服二钱，能辟蛊毒。传闻下蛊之家，知有此物，便不敢下。此亦前人所未知者。

【附方】新五。大便下血荸脐捣汁大半钟，好酒半钟，空心温服。三日见效。（神秘方）。下痢赤白午日午时取完好荸脐，洗净拭干，勿令损破，于瓶内入好烧酒浸之，黄泥密封收贮。遇有患者，取二枚细嚼，空心用原酒送下。（唐瑶经验方）。妇人血崩凫茈一岁一个，烧存性，研末，酒服之。（李氏方）。小儿口疮用荸脐烧存性，研末，掺之。（杨起简便方）。误吞铜钱生凫茈研汁，细细呷之。自然消化成水。（王璆百一选方）。

本草纲目

第十一卷 木部

杉

（《别录》中品）

【释名】 黏音杉。沙木纲。目檆木音敬。

【集解】〔颂曰〕杉材旧不著所出州土，今南中深山多有之。木类松而劲直，叶附枝生，若刺针。郭璞注尔雅云：黏似松，生江南。可以为船及棺材，作柱埋之不腐。又人家常用作桶板，甚耐水。〔宗奭曰〕杉木叶硬，杉干端直，大抵如松，冬不凋，但叶阔成枝也。今处处有之，入药须用油杉及臭者良。〔时珍曰〕杉木叶硬，微扁如刺，结实如枫实。江南人以惊蛰前后取枝插种，出倭国者谓之倭木，并不及蜀、黔诸峒所产者尤良。其木有赤、白二种：赤杉实而多油，白杉虚而干燥。有斑纹如雉者，谓之野鸡斑，作棺尤贵。其木不生白蚁，烧灰最发火药。

杉材

【气味】 辛，微温，无毒。

【主治】 漆疮，煮汤洗之，无不瘥。别录煮水浸捋脚气肿满。服之，治心腹胀痛，去恶气。苏恭治风毒奔豚，霍乱上气，并煎汤服。大明。

【发明】〔震亨曰〕杉屑属金有火。其节煮汁浸捋脚气肿满，尤效。〔颂曰〕唐柳柳州纂救三死方云：元和十二年二月得脚气，夜半痞绝，胁有块，大如石，且死，困不知人，搐搦上视，三日。家人号哭。荥阳郑洵美传杉木汤，服半食顷大下，三行气通块散。方用杉木节一大升，橘叶（切）一大升（无叶则以皮代之），大腹槟榔七枚（连子碎之），童子小便三大升，共煮一大升半，分为两服。若一服得快，即停后服。此乃死病，会有教者，乃得不死。恐人不幸病此，故传之云

【附方】新四。肺痈痰滞上焦不利，卒然咳嗽。杉木屑一两，皂角（去皮酥炙）三两，为末，蜜丸梧子大。每米饮下十丸，一日四服。（圣惠方）。小儿阴肿赤痛，日夜啼叫，数日退皮，愈而复作。用老杉木烧灰，入腻粉，清油调傅。效。（危氏得效方）。肺痈失音杉木烧炭入碗中，以小碗覆之，用汤淋下，去碗饮水。不愈再作，音出乃止。（集简方）。臁疮黑烂多年老杉木节烧灰，麻油调，隔箬叶贴之，绢帛包定，数贴而愈。（救急方）。

皮

【主治】金疮血出，及汤火伤灼，取老树皮烧存性，研傅之。或入鸡子清调傅。一二日愈。时珍。

叶

【主治】风、虫牙痛，同芎藭、细辛煎酒含漱。时珍。

子

【主治】疝气痛，一岁一粒，烧研酒服。时珍。

杉菌见菜部

【附录】丹桎木皮桯音直。〔藏器曰〕生江南深山。似杉木。皮，主治瘑疡风。取一握，去土，打碎，煎如糖，日日涂之。

月桂

（《拾遗》）

【集解】〔藏器曰〕今江东诸处，每至四五月晦后，多于衢路间得月桂子，大于狸豆，破之辛香，古者相传是月中下也。余杭灵隐寺僧种得一株，近代诗人多所论述。洞冥记云：有远飞鸡，朝往夕还，常衔桂实归于南土。南土月路也，故北方无之。山桂犹堪为药，况月桂乎？〔时珍曰〕吴刚伐月桂之说，起于隋唐小说。月桂落子之说，起于武后之时。相传有梵僧自天竺鹫岭飞来，故八月常有桂子落于天竺。唐书亦云垂拱四年三月，有月桂子降于台州，十余日乃止。宋仁宗天圣丁卯八月十五日夜，月明天净。杭州灵隐寺月桂子降，其繁如雨，其大如豆，其圆如珠，其色有白者、黄者、黑者，壳如芡实，味辛。拾以进呈。寺僧种之，得二十五株。慈云式公有序记之。张君房宿钱塘月轮寺，亦见桂子纷如烟雾，回旋成穗，坠如牵牛子，黄白相间，咀之无味。据此，则月中真若有树矣。窃谓月乃阴魄，其中婆娑者，山河之影尔。月既无桂，则空中所坠者何物耶？泛观群史，有雨尘沙土石，雨金铅钱汞，雨絮帛谷粟，雨草木花药，雨毛血鱼肉之类甚众。则桂子之雨，亦妖怪所致，非月中有桂也。桂生南方，故惟南方有之。宋史云元丰三年六月，饶州雨木子数亩，状类山芋子，味辛而香，即此类也。道经月桂谓之不时花，不可供献。

子

【气味】辛，温，无毒。

【主治】小儿耳后月蚀疮，研碎傅之。藏器。

木兰

（《本经》上品）

【释名】杜兰别录。林兰本经。木莲纲目。黄心〔时珍曰〕其香如兰，其花如莲，故名。其木心黄，故曰黄心。

【集解】〔别录曰〕木兰生零陵山谷及太山。皮似桂而香。十二月采皮，阴干。〔弘景曰〕零陵诸处皆有之。状如楠树，皮甚薄而味辛香。今益州者皮厚，状如厚朴，而气味为胜。今东人皆以山桂皮当之，亦相类。道家用合香亦好。〔保升曰〕所在皆有。树高数仞。叶似菌桂叶，有三道纵文，其叶辛香不及桂也。皮如板桂，有纵横文。三月、四月采皮，阴干。〔颂曰〕今湖、岭、蜀川诸州皆有之。此与桂全别，而韶州所上，乃云与桂同是一种。取外皮为木兰，中肉为桂心。盖是桂中之一种尔。十一月、十二月采，阴干。任昉述异记云：木兰洲，在浔阳江中，多木兰。又七里洲中有鲁班刻木兰舟，至今在洲中。今诗家云木兰舟，出于此。〔时珍曰〕木兰枝叶俱疏。其花内白外紫，亦有四季开者。深山生者尤大，可以为舟。按白乐天集云：木莲生巴峡山谷间，民呼为黄心树。大者高五六丈，涉冬不凋。身如青杨，有白纹。叶如桂而厚大，无脊。花如莲花，香色艳腻皆同，独房蕊有异。四月初始开，二十日即谢。不结实。此说乃真木兰也。其花有红、黄、白数色。其木肌细而心黄，梓人所重。苏颂所言韶州者，是牡桂，非木兰也。或云木兰树虽去皮，亦不死。罗愿言其冬花、实如小柿甘美者，恐不然也。

皮

【气味】苦，寒，无毒。

檀香

（《别录》下品）

【释名】旃檀纲目。真檀【时珍曰】檀，善木也，故字从亶。亶，善也。释氏呼为旃檀，以为汤沐，犹言离垢也。番人讹为真檀。云南人呼紫檀为胜沉香，即赤檀也。

【集解】〔藏器曰〕白檀出海南。树如檀。〔恭曰〕紫真檀出昆仑盘盘国。虽不生中华，人间遍有之。〔颂曰〕檀香有数种，黄、白、紫之异，今人盛用之。江淮、河朔所生檀木，即其类，但不香尔。〔时珍曰〕按大明一统志云：檀香出广东、云南，及占城、真腊、爪哇、渤泥、暹罗、三佛齐、回回等国，今岭南诸地亦皆有之。树、叶皆似荔枝，皮青色而滑泽。叶廷珪香谱云：皮实而色黄者为黄檀，皮洁而色白者为白檀，

【主治】鱼哽骨哽，化铁丹用之。时珍。

花

【主治】身大热在皮肤中，去面热赤疱酒齄，恶风癫疾，阴下痒湿，明耳目。本经 疗中风伤寒，及痈疽水肿，去臭气。别录 治酒齄，利小便，疗重舌。时珍。

【附方】旧二，新一。小儿重舌木兰皮一尺，广四寸，削去粗皮，入醋一升，渍汁噙之。（子母秘录）。面上齄疱 黯黵。用木兰皮一斤细切，以三年酢浆渍之百日，晒干捣末。每浆水服方寸匕，日三服。（肘后：用酒渍之。栀子仁一斤。）（古今录验方）。酒齄发斑赤黑黄色，心下燠痛，足胫肿满，小便黄，由大醉当风，入水所致。用木兰皮一两，黄芪二两，为末。酒服方寸匕，日三服。（肘后方）。

皮腐而色紫者为紫檀。其木并坚重清香，而白檀尤良。宜以纸封收，则不泄气。王佐格古论云：紫檀诸溪峒出之。性坚。新者色红，旧者色紫，有蟹爪文。新者以水浸之，可染物。真者揩壁上色紫，故有紫檀色，黄檀最香。俱可作带骼、扇骨等物。

白旃檀

【气味】辛，温，无毒。【大明曰】热。【元素曰】阳中微阴。入手太阴、足少阴，通行阳明经。

【主治】消风热肿毒。弘景治中恶鬼气，杀虫。藏器煎服，止心腹痛，霍乱肾气痛。水磨，涂外肾腰肾痛处。大明散冷气，引胃气上升，进饮食。元素噎膈吐食。又面生黑子，每夜以浆水洗拭令赤，磨汁涂之，甚良。时珍。

【发明】[杲曰] 白檀调气，引芳香之物，上至极高之分。最宜橙、橘之属，佐以姜、枣，辅以葛根、缩砂、益智、豆蔻，通行阳明之经，在胸膈之上，处咽嗌之间，为理气要药。[时珍曰] 楞严经云：白旃檀涂身，能除一切热恼。今西南诸番酋，皆用诸香涂身，取此义也。杜宝大业录云：隋有寿禅师妙医术，作五香饮济人。沉香饮、檀香饮、丁香饮、泽兰饮、甘松饮，皆以香为主，更加别药，有味而止渴，兼补益人也。道书檀香谓之浴香，不可烧供上真。

紫檀

【气味】咸，微寒，无毒。

【主治】摩涂恶毒风毒。别录刮末傅金疮，止血止痛。疗淋。弘景醋磨，傅一切卒肿。大明。

【发明】[时珍曰] 白檀辛温，气分之药也。故能理卫气而调脾肺，利胸膈。紫檀咸寒，血分之药也。

本草纲目

故能和营气而消肿毒,治金疮。

安息香

(《唐本草》)

【释名】〔时珍曰〕此香辟恶,安息诸邪,故名。或云:安息,国名也。梵书谓之拙贝罗香。

【集解】〔恭曰〕安息香出西戎。状如松脂,黄黑色,为块,新者亦柔韧。〔珣曰〕生南海波斯国,树中脂也,状若桃胶,秋月采之。〔禹锡曰〕按段成式《酉阳杂俎》云:安息香树出波斯国,呼为辟邪树。长二三丈,皮色黄黑。叶有四角,经寒不凋。二月开花黄色,花心微碧。不结实。刻其树皮,其胶如饴,名安息香,六七月坚凝乃取之。烧之,通神,明辟众恶。〔时珍曰〕今安南、三佛齐诸地皆有之。一统志云:树如苦楝,大而且直。叶似羊桃而长。木心有脂作香。叶廷珪香录云:此乃树脂,形色类胡桃瓤,不宜于烧,而能发众香,故人取以和香。今人和香有如饧者,谓之安息油。机曰:或言烧之能集鼠者为真。

【气味】辛、苦,平,无毒。

【主治】心腹恶气,鬼疰。唐本邪气魍魉,鬼胎血邪,辟蛊毒,霍乱风痛,男子遗精,暖肾气,妇人血噤,并产后血运。大明妇人夜梦鬼交,同臭黄合为丸烧熏丹穴,永断。李珣烧之,去鬼来神。萧炳治中恶魇寐,劳瘵传尸。时珍。

【附方】新四。卒然心痛或经年频发。安息香研末,沸汤服半钱。(危氏得效方)。小儿肚痛曲脚而啼。安息香丸:用安息香酒蒸成膏。沉香、木香、丁香、藿香、八角茴香各三钱,香附子、缩砂仁、炙甘草各

苏合香

（《别录》上品）

【释名】[时珍曰]按郭义恭广志云：此香出苏合国，因以名之。梵书谓之咄鲁瑟剑。

【集解】[别录曰]苏合香出中台川谷。[恭曰]今从西域及昆仑来。紫赤色，与紫真檀相似，坚实极芳香，性重如石，烧之灰白者好。[颂曰]今广州虽有苏合香，但类苏木，无香气。药中只用如膏油者，极芬烈。陶隐居以为狮子矢者，亦是指此膏油者言之尔。梁书云：中天竺国出苏合香，是诸香汁煎成，非自然一物也。又云：大秦国人采得苏合香，先煎其汁以为香膏，乃卖其滓与诸国贾人。是以展转来达中国者，不大香也。然则广南货者，其经煎煮之余乎？今用如膏油者，乃合治成者尔。[时珍曰]按寰宇志云：苏合油出安南、三佛齐诸国。树生膏，可为药，以浓而无滓者为上。叶廷珪香谱云：苏合香油出大食国。气味皆类笃耨香。沈括笔谈云：今之苏合香赤色如坚木，又有苏合油如黐胶，人多用之。而刘梦得传信方言苏合香多薄叶，子如金色，按之即起，良久不定，如虫动，气烈者佳。如此则全非今所用者，宜精考之。窃按沈氏所说，亦是油也。不必致疑。

【正误】[弘景曰]苏合香俗传是狮子屎，外国说不尔。今皆从西域来，亦不复入药，惟供合好香尔。

本草纲目

极臭。或云：狮子屎是西国草木皮汁所为，胡人将来，欲贵重之，故饰其名尔。

〔恭曰〕此是胡人诳言，陶不悟也。〔藏器曰〕苏合香色黄白，狮子屎色赤黑，二物相似而不同。狮子屎别录。

【气味】甘，温，无毒。

【主治】辟恶，杀鬼精物，温疟蛊毒痫痓，去三虫，除邪，令人无梦魇。久服，通神明，轻身长年。

【发明】〔时珍曰〕苏合香气窜，能通诸窍脏腑，故其功能辟一切不正之气。按沈括笔谈云：太尉王文正公气羸多病。宋真宗面赐药酒一瓶，令空腹饮之，可以和气血，辟外邪。公饮之，大觉安健。次日称谢。上曰：此苏合香酒也，每酒一斗，入苏合香丸一两同煮。极能调和五脏，却腹中诸疾。每冒寒夙兴，则宜饮一杯。自此臣庶之家皆仿为之，此方盛行于时。其方本出唐玄宗开元广济方，谓之白术丸。后人亦编入千金、外台，治疾有殊效。

【附方】新二。苏合香丸治传尸骨蒸，殗殜肺痿，痖忤鬼气，卒心痛，霍乱吐利，时气鬼魅瘴疟，赤白暴痢，瘀血月闭，痃癖疔肿，小儿惊痫客忤，大人中风、中气、狐狸等病。用苏合油一两，安息香末二两，以无灰酒熬成膏，入苏合油内。白术、香附子、青木香、白檀香、沉香、丁香、麝香、毕拨、诃梨勒（煨，去核）、朱砂、乌犀角（镑）各二两，龙脑、薰陆香各一两，为末，以香膏加炼蜜和成剂，蜡纸包收。每服旋丸梧子大，早朝取井华水，温冷任意，化服四丸。老人、小儿一丸。（惠民和剂局方）。水气浮肿苏合香、白粉、水银等分，捣匀，蜜丸小豆大。每服二丸，白水下。当下水出。（肘后方）。

黄栌

（宋《嘉祐》）

木

【集解】〔藏器曰〕黄栌生商洛山谷，四川界甚有之。叶圆木黄，可染黄色。

【气味】苦，寒，无毒。

【主治】除烦热，解酒疸目黄，水煮服之。藏器洗赤眼及汤火、漆疮。时珍。

【附方】新一。大风癞疾黄栌木五两（剉，用新汲水一斗浸二七日，焙研），苏方木五两，乌麻子一斗（九蒸九暴），天麻二两，丁香、乳香各一两，为末。以赤黍米一升淘净，用浸黄栌水煮米粥捣和，丸梧子大。每服二三十丸，食后浆水下，日二、夜一。（圣济总录）。

杜仲

（《本经》上品）

【释名】思仲别录。思仙本经。木绵吴普。檰〔时珍曰〕昔有杜仲服此得道，因以名之。思仲、思仙，皆由此义。其皮中有银丝如绵，故曰木绵。其子名逐折，与厚朴子同名。

【集解】〔别录曰〕杜仲生上虞山谷及上党，汉中。二月、五月、六月、九月采皮。〔弘景曰〕上虞在豫州，虞、虢之虞，非会稽上虞县也。今用出建平、宜都者。状如厚朴，折之多白丝者为佳。〔保昇曰〕今出商州、成州、峡州近处大山中。叶亦类柘，生深山大谷，所在有之。树高数丈，叶似辛夷。〔颂曰〕今出

本草纲目

其皮折之白丝相连。江南谓之檰，初生嫩叶可食，谓之檰芽。花、实苦涩，亦堪入药。木可作屐益脚。

皮

【修治】〔斅曰〕凡使削去粗皮。每一斤，用酥一两，蜜三两，和涂火炙，以尽为度。细剉用。

【气味】辛，平，无毒。〔别录曰〕甘，温。〔权曰〕苦，暖。〔元素曰〕性温，味辛、甘。气味俱薄，沉而降，阴也。〔杲曰〕阳也，降也。〔好古曰〕肝经气分药也。〔之才曰〕恶玄参、蛇蜕皮。

【主治】腰膝痛，补中益精气，坚筋骨，强志，除阴下痒湿，小便余沥。久服，轻身耐老。本经脚中酸疼，不欲践地。别录治肾劳，腰脊挛，腰腰痛。大明肾冷，臀腰痛。人虚而身强直，风也。腰不利，加而用之。甄权能使筋骨相着。李杲润肝燥，补肝经风虚。好古。

【发明】〔时珍曰〕杜仲古方只知滋肾，惟王好古言是肝经气分药，润肝燥，补肝虚，发昔人所未发也。盖肝主筋，肾主骨。肾充则骨强，肝充则筋健。屈伸利用，皆属于筋。杜仲色紫而润，味甘微辛，其气温平。甘温能补，微辛能润。故能入肝而补肾，子能令母实也。按庞元英谈薮云一少年新娶，后得脚软病，且疼甚。医作脚气治不效。路铃孙琳诊之。用杜仲一味，寸断片拆。每以一两，用半酒、半水一大盏煎服。三日能行，又三日全愈。琳曰：此乃肾虚，非脚气也。杜仲能治腰膝痛，以酒行之，则为效容易矣。

【附方】旧三，新三。青娥丸方见补骨脂下。肾虚腰痛崔元亮海上集验方：用杜仲去皮炙黄一大斤，分作十剂。每夜取一剂，以水一大升，浸至五更，煎三分减一，取汁，以羊肾三四枚切下，再煮三五沸，如作羹法，和以椒、盐，空腹顿服。圣惠方：入薤白七茎。箧中方：加五味子半斤。风冷伤肾腰背虚痛，杜仲一斤切炒，酒二升，渍十日，日服三合。此陶隐居得效方也。三因方：为末，每旦以温酒服二钱。

病后虚汗及目中流汁。杜仲、牡蛎等分,为末。卧时水服五七,不止更服。(肘后方)。频惯堕胎或三四月即堕者。于两月前,以杜仲八两(糯米煎汤浸透,炒去丝),续断二两(酒浸焙干)为末,以山药五六两,为末作糊,丸梧子大。每服五十丸,空心米饮下。(肘后方::用杜仲焙研,枣肉为丸。糯米饮下)(杨起简便方)。产后诸疾及胎脏不安。杜仲去皮,瓦上焙干,木臼捣末,煮枣肉和,丸弹子大。每服一丸,糯米饮下,日二服。(胜金方)。

榔芽

【气味】缺

【主治】作蔬,去风毒脚气,久积风冷,肠痔下血。亦可煎汤。苏颂。

梧桐

（《纲目》）

【释名】榇〔时珍曰〕梧桐名义未详。尔雅谓之榇,因其可为棺,左传所谓『桐棺三寸』是矣。旧附桐下,今别出条。

【集解】〔弘景曰〕梧桐皮白,叶似青桐,而子肥可食。〔颂曰〕陶氏谓白桐一名椅桐。陆玑谓梓实桐皮为椅,即今梧桐。是二种俱有椅名也。遁甲书云::梧桐可知日月正闰。生十二叶,一边有六叶,从下数二叶为一月,至上十二叶。有闰十三叶,小余者,视之,则知闰何月也。故曰梧桐不生则九州异〔宗奭曰〕梧桐四月开嫩黄小花,一如枣花。枝头出丝,堕地成油,沾渍衣履。五六月结子,人收炒食,味如菱、芡。

此是月令『清明桐始华』者。〔时珍曰〕梧桐处处有之。树似桐而皮青不皴，其本无节直生，理细而性紧。叶似桐而稍小，光滑有尖。其花细蕊，坠下如醭。其荚长三寸许，五片合成，老则裂开如箕，谓之囊鄂。其子缀于囊鄂上，多者五六，少或二三。子大如胡椒，其皮皱。罗愿尔雅翼云：梧桐多阴，青皮白骨，似青桐而多子。其木易生，鸟衔子堕辄生。但晚春生叶，早秋即凋。古称凤凰非梧桐不栖，岂亦食其实乎？诗云：梧桐生矣，于彼朝阳。齐民要术云：梧桐生山石间者，为乐器更鸣响也。

木白皮

【气味】缺。

【主治】烧研，和乳汁涂须发，变黄赤。时珍治肠痔。苏颂删繁方治痔，青龙五生膏中用之。

叶

【主治】发背，炙焦研末，蜜调傅，干即易。肘后。

子

【气味】甘，平，无毒。

【主治】捣汁涂，拔去白发，根下必生黑者。又治小儿口疮，和鸡子烧存性，研掺。时珍。

檀

（《拾遗》）

【释名】〔时珍曰〕朱子云：檀，善木也。其字从亶以此。亶者善也。

【集解】〔藏器曰〕按苏恭言：檀似秦皮。其叶堪为饮。树体细，堪作斧柯。至夏有不生者，忽然叶开，当有大水。农人候之以占水旱，号为水檀。又有一种叶如檀，高五六尺，生高原，亦名檀树，其根如葛。〔颂曰〕江淮、河朔山中皆有之。亦檀香类，但不香尔。〔时珍曰〕檀有黄、白二种，叶皆如槐，皮青而泽，肌细而腻，体重而坚，状与梓榆、荚蒾相似。故俚语云：斫檀不谛得荚蒾，荚蒾尚可得驳马，驳马、梓榆也。又名六驳，皮色青白，多癣驳也。檀木宜杵、棬、锤器之用。

【气味】辛，平，有小毒。

【主治】皮和榆皮为粉食，可断谷救荒。根皮：涂疮疥，杀虫。藏器。

白杨

（《唐本草》）

【释名】独摇〔宗奭曰〕木身似杨微白，故曰白杨。今俗通呼杩杨为白杨，且白杨亦因风独摇，故得同名也。名高飞，与杩杨同名。

【集解】〔恭曰〕白杨取叶圆大，蒂小，无风自动者，乃杩杨，非白杨也。〔颂曰〕今处处有之，北土尤多。〔藏器曰〕白杨北土极多，人种墟墓间，树大皮白。其无风自动者，乃杩杨，非白杨也。〔宗奭曰〕陕西甚多，永、耀间居白色，木似杨，采无时。崔豹古今注云『白杨叶圆，青杨叶长』是也。〔时珍曰〕郑樵通志言，白杨一人修盖，多此木也。其根易生，斫木时碎札入土即生根，故易繁植，土地所宜尔。风才至，叶如大雨声。

本草纲目

白杨木高大。叶圆似梨而肥大有尖，面青而光，背甚白色，有锯齿。木肌细白，性坚直，用为梁栱，终不挠曲。与栘杨乃一类二种也，治病之功，大抵仿佛。嫩叶亦可救荒，老叶可作酒曲料。

谓无风自动，则无此事。但风微时，其叶孤绝处，则往往独摇，以其蒂细长，叶重大，势使然也。〔时珍曰〕

木皮

【修治】〔斅曰〕凡使，铜刀刮去粗皮蒸之，从巳至未。以布袋盛，挂屋东角，待干用。

【气味】苦，寒，无毒。〔大明曰〕酸，冷。

【主治】毒风脚气肿，四肢缓弱不随，毒气游易在皮肤中，痰癖等，酒渍服之。唐本去风痹宿血，折伤，血沥在骨肉间，痛不可忍，及皮肤风瘙肿，杂五木为汤，浸损处。藏器治扑损瘀血，并煎酒服。煎膏，可续筋骨。大明煎汤日饮，止孕痢。煎醋含漱，止牙痛。煎浆水入盐含漱，治口疮。煎水酿酒，消瘿气。时珍。

【附方】旧一，新一。妊娠下痢白杨皮一斤，水一斗，煮取二升，分三服。（千金方）。项下瘿气秋米三斗炊熟，取圆叶白杨皮十两，勿令见风，切，水五升，煮取二升，渍曲末五两，如常酿酒，每旦一盏，日再服。（崔氏方）。

枝

【主治】消腹痛，治吻疮。时珍。

【附方】旧二，新一。口吻烂疮白杨嫩枝，铁上烧灰，和脂傅之。（外台秘要）。腹满癖坚如石，积年不损者。必效方：用白杨木东南枝去粗皮，辟风细剉五升，熬黄，以酒五升淋讫，用绢袋盛滓，还纳酒中，密封再宿。每服一合，日三服。（外台秘要）。面色不白白杨皮十八两，桃花一两，白瓜子仁三两，为末。

每服方寸匕，日三服。五十日，面及手足皆白。（圣济总录）。

叶

【主治】龋齿，煎水含漱。又治骨疽久发，骨从中出，频捣傅之。时珍。

酸枣

（《本经》上品）

【释名】樲尔雅。山枣。

【集解】【别录曰】酸枣生河东川泽。八月采实，阴干，四十日成。【弘景曰】今出东山间，云即山枣树。子似武昌枣而味极酸，东人啖之以醒睡，与经文疗不得眠正相反。【恭曰】此即樲枣也。树大如大枣，实无常形，但大枣中味酸者是。今医以棘实为酸枣，大误矣。【藏器曰】酸枣既是大枣中之酸，此即是真枣，何复名酸？既名酸，又云：今枣中，酸者未必即小，小者未必即酸。惟嵩阳子云：余家于滑台。今酸枣县，即滑之属邑也。其树高数丈，径围二尺，木理极细，坚而且重，可为车轴及匙、箸等。其树皮亦细而硬，文似蛇鳞。其枣圆小而仁稍长，色赤如丹。此医之所重，居人不易得。今市人卖者，皆棘子也。又云：山枣树如棘，其子如生枣，其核如骨，其肉酸滑好食，山人以当果。【颂曰】今近汴洛及西北州郡皆有之，野生多在坡坂及城垒间。似枣木而皮细，茎叶俱青，花似枣花。八月结实，紫红色，似枣而圆小味酸。当月采实，取核中仁，孟子曰「养其樲枣」是也。嵩阳子言酸枣县所出为真，酸枣【志曰】酸枣即棘实，更非他物。若云是大枣味酸者，全非也。酸枣今之货者皆是棘实，用者尤宜详辨。

本草纲目

小而圆,其核中仁微扁,其大枣仁大而长,不相类也。〔宗奭曰〕天下皆有之,但以土产宜与不宜尔。嵩阳子言酸枣木高大,今货者皆棘子,此说未尽。盖不知小则为棘,大则为酸枣。平地则易长,居崖堑则难生,故棘多生崖堑上,久不憔则成干,人方呼为酸枣,更不言棘,其实一本也。此物才及三尺,便开花结子。但科小者气味薄,木大者气味厚。今陕西临潼山野所出亦好,乃土地所宜也。后有白棘条,乃酸枣未长大时枝上刺也。及至长成,其实大,其刺亦少。故枣取大木,刺取小科,不必强分别焉。

酸枣

【气味】酸,平,无毒。〔宗奭曰〕微热。〔时珍曰〕仁:味甘,气平。〔斁曰〕用仁,以叶伴蒸半日,去皮、尖。〔之才曰〕恶防己。

【主治】心腹寒热,邪结气聚,四肢酸痛湿痹。久服,安五脏,轻身延年。本经烦心不得眠,脐上下痛,血转久泄,虚汗烦渴,补中,益肝气,坚筋骨,助阴气,能令人肥健。别录筋骨风,炒仁研汤服。甄权

【发明】〔恭曰〕本经用实疗不得眠,不言用仁。今方皆用仁。补中益肝,坚筋骨,助阴气,皆酸枣仁之功也。〔宗奭曰〕酸枣经不言用仁,而今天下皆用之。〔志曰〕按五代史:后唐刊石药验云:酸枣仁,睡多生使,不得睡炒熟。陶云食之醒睡,而经云疗不得眠。盖其子肉味酸,食之使不思睡;核中仁服之,疗不得眠。正如麻黄发汗,根节止汗也。〔时珍曰〕酸枣实味酸性收,故主肝病,寒热结气,酸痹久泄,脐下满痛之证。其仁甘而润,故熟用疗胆虚不得眠、烦渴虚汗之证,生用疗胆热好眠,皆足厥阴、少阳药也。今人专以为心家药,殊昧此理。

【附方】旧五,新二。胆风沉睡胆风毒气,虚实不调,昏沉多睡。用酸枣仁一两(生用),金挺蜡茶

二两（以生姜汁涂，炙微焦），为散。每服二钱，水七分，煎六分，温服。（简要济众方）。胆虚不眠心多惊悸。用酸枣仁一两炒香，捣为散。每服二钱，竹叶汤调下。和剂局方：加人参一两，辰砂半两，乳香二钱半，炼蜜丸服。振悸不眠胡洽方：酸枣仁汤：用酸枣仁二升，茯苓、白术、人参、甘草各二两，生姜六两，水八升，煮三升，分服。（图经本草）。虚烦不眠深师方：酸枣仁汤：用酸枣仁二升、蝭母、干姜、茯苓、芎䓖各二两，甘草（炙）一两，以水一斗，先煮枣仁，减三升，乃同煮取三升，分服。（图经本草）。骨蒸不眠心烦。用酸枣仁二两，水二盏研绞取汁，下粳米二合煮粥，候熟，下地黄汁一合再煮，匀食。（太平圣惠方）。睡中汗出酸枣仁、人参、茯苓等分，为末。每服一钱，米饮下。（简便方）。刺入肉中酸枣核烧末，水服，立出。（外台秘要）。

冬青

（《纲目》）

【校正】原附女贞下，今分出。

【释名】冻青。【藏器曰】冬月青翠，故名冬青。江东人呼为冻青。

【集解】【藏器曰】冬青木肌白，有文作象齿笏。其叶堪染绯。李邕云：冬青出五台山，叶似椿，子赤如郁李，微酸性热。与此小异，当是两种冬青。【时珍曰】冻青亦女贞别种也，山中时有之。但以叶团而子赤者为冻青，叶长而子黑者为女贞。按救荒本草云：冻青树高丈许，树似枸骨子树而极茂盛。又叶似栌子树叶而小，亦似椿叶微窄而头颇圆，不尖。五月开细白花，结子如豆大，红色。其嫩芽炸熟，水浸去苦味，淘洗，五味调之可食。

子及木皮

【气味】甘、苦，凉，无毒。

【主治】浸酒，去风虚，补益肌肤。皮之功同。藏器。

【附方】新一。痔疮冬至日取冻青树子，盐酒浸一夜，九蒸九晒，瓶收。每日空心酒吞七十粒，卧时再服。（集简方）。

叶

【主治】烧灰，入面膏，治皯𪒠，灭瘢痕，殊效。苏颂。

石南

（《本经》下品）

【释名】风药 【时珍曰】生于石间向阳之处，故名石南。桂阳呼为风药，充茗及浸酒饮能愈头风，故名。

【集解】〔别录曰〕石南生华阴山谷。三月、四月采叶，八月采实，阴干。〔弘景曰〕今东间皆有之。叶如枇杷叶。方用亦稀。〔恭曰〕叶似蒳草，凌冬不凋。关中者叶细为好。江山以南者，叶长大如枇杷叶，无气味，殊不任用。〔保升曰〕终南斜谷有石处甚饶。今市人以石韦为之，误矣。〔颂曰〕今南北皆有之。生于石上，株极有高大者。江湖间出者，叶如枇杷，上有小刺，凌冬不凋。春生白花成簇。秋结细红实。按范石湖集云：修江出栾茶，治头风。今南人无所谓栾茶者，岂即此物耶？

关陇间出者，叶似莽草，青黄色，背有紫点，雨多则并生，长及二三寸。根横，细紫色。无花实，叶至茂密。南北人多移植亭院间，阴翳可爱，不透日气。入药以关中叶细者为良。魏王花木志云：南方石南树野生，二月开花，连着实。实如燕覆子，八月熟。民采取核，和鱼羹尤美。今无用者。〔宗奭曰〕石南叶似枇杷叶之小者，而背无毛，光而不皱。正二月间开花。冬有二叶为花苞，苞既开，中有十五余花，大小如椿花，甚细碎。每一苞约弹许大，成一球。一花六叶，一朵有七八球，淡白绿色，叶末微淡赤色。花既开，蕊满花，但见蕊不见花。花才罢，去年绿叶尽脱落，渐生新叶。京洛、河北、河东、山东颇少，人故少用。湖南北、江西、二浙甚多，故人多用。

叶

【气味】辛、苦，平，有毒。〔之才曰〕五加皮为使。恶小蓟。

【主治】养肾气，内伤阴衰，利筋骨皮毛。本经疗脚弱五脏邪气，除热。女子不可久服，令思男。别录能添肾气，治软脚烦闷疼，杀虫，逐诸风。甄权浸酒饮，治头风。时珍。

【发明】〔恭曰〕石南叶为疗风邪丸散之要，今人绝不知用，识者亦少，盖由甄氏药性论有令阴痿之说也。殊不知服此药者，能令肾强，嗜欲之人藉此放恣，以致痿弱，归咎于药，良可慨也。毛文锡茶谱云：湘人四月采杨桐草，捣汁浸米蒸，作为饭食，必采石南芽为茶饮，乃去风也。暑月尤宜。杨桐即南烛也。〔时珍曰〕古方为治风痹肾弱要药。今医家不复用其实矣。〔权曰〕虽能养肾，亦令人阴痿。

【附方】新三。鼠瘘不合石南、生地黄、茯苓、黄连、雌黄等分，为散，日再傅之。（肘后方）。小儿通睛，小儿误跌，或打着头脑受惊，肝系受风，致瞳人不正，观东则见西，观西则见东。宜石南散，吹鼻通顶。石南一两，藜芦三分，瓜丁五七个，为末。每吹少许入鼻，一日三度。内服牛黄平肝药。普济方。乳石发动烦热。石南叶为末。新汲水服一钱。（圣惠方）。

实一名鬼目。

【主治】杀虫毒，破积聚，逐风痹。本经。

紫荆

（宋《开宝》）

【校正】并入拾遗紫珠。

【释名】紫珠拾遗。皮名肉红纲目。内消时珍曰 其木似黄荆而色紫，故名。其皮色红而消肿，故疡科呼为肉红，又曰内消，与何首乌同名。

【集解】颂曰 紫荆处处有之，人多种于庭院间。木似黄荆，叶小无桠，花深紫可爱。藏器曰 即田氏之荆也。至秋子熟，正紫，圆如小珠，名紫珠。江东林泽间尤多。宗奭曰 春开紫花甚细碎，共作朵生，出无常处，或生于木身之上，或附根上枝下，直出花。花罢叶出，光紧微圆。园圃多植之。时珍曰 高树柔条，其花甚繁，岁二三次。其皮入药，以川中厚而紫色味苦如胆者为胜。

木并皮

【气味】苦，平，无毒。藏器曰 苦，寒。大明曰 皮、梗及花，气味功用并同。

【主治】破宿血，下五淋，浓煮汁服。开宝通小肠。大明解诸毒物，痈疽喉痹，飞尸蛊毒，肿下瘘，蛇、蛆、虫、蚕、狂犬毒，并煮汁服。亦以汁洗疮肿，除血长肤。藏器活血行气，消肿解毒，治妇人血气疼痛，经水凝涩。时珍。

【发明】[时珍曰]紫荆气寒味苦，色紫性降，入手、足厥阴血分。寒胜热，苦走骨，紫入营。故能活血消肿，利小便而解毒。杨清叟仙传方有冲和膏，以紫荆为君，盖亦得此意也。其方治一切痈疽发背流注诸肿毒，冷热不明者。紫荆皮（炒）三两，独活（去节，炒）三两，赤芍药（炒）二两，生白芷一两，木蜡（炒）一两，为末。用葱汤调，热敷。血得热则行，葱能散气也。疮不甚热者，酒调之。痛甚者，加乳香。筋不伸者，亦加乳香。大抵痈疽流注，皆是气血凝滞所成。遇温则散，遇凉则凝，此方温平。紫荆皮乃木之精，破血消肿。独活乃土之精，止风动血，引拔骨中毒，去痹湿气。芍药乃火之精，生血止痛。木蜡乃水之精，消肿散血，同独活能破石肿坚硬。白芷乃金之精，去风生肌止痛。盖血生则不死，血动则流通，肌生则不烂，痛止则不焮，风去则血自散，气破则硬可消，毒自除。五者交治，病安有不愈者乎？

【附方】新九。妇人血气紫荆皮为末，醋糊丸樱桃大。每酒化服一丸。（熊氏补遗）。鹤膝风挛紫荆皮三钱，老酒煎服，日二次。（直指方）。伤眼青肿紫荆皮，小便浸七日，晒研，用生地黄汁、姜汁调傅。（永类方）。猘犬咬伤紫荆皮末，砂糖调涂，留口退肿。口中仍嚼咽杏仁去毒。（仙传外科）。鼻中疳疮紫荆花阴干为末，贴之。（卫生易简方）。发背初生一切痈疽皆治。单用紫荆皮为末，酒调箍住，不肿用葱汁，（永类方）。痈疽未成用白芷、紫荆皮等分为末，酒调服。自然撮小不开。内服㭔木饮子。乃救贫良剂也。（仙传外科）。外用紫荆皮、木蜡、赤芍药等分为末，酒调作箍药。同上。痔疮肿痛紫荆皮五钱，新水食前煎服。（直指方）。产后诸淋紫荆皮五钱，半酒半水煎，温服。（熊氏补遗）。

琥珀

（《别录》上品）

【释名】江珠〔时珍曰〕虎死则精魄入地化为石，此物状似之，故谓之虎魄。俗文从玉，以其类玉也。梵书谓之阿湿摩揭婆。

【集解】〔别录曰〕琥珀生永昌。〔弘景曰〕旧说松脂沦入地千年所化。今烧之亦作松气。亦有中有一蜂，形色如生者。博物志乃云『烧蜂巢所作』，恐非实也。此或蜂为松脂所沾，因坠地沦没尔。亦有煮鸡子及青鱼鲜作者，并非真。惟以手心摩热拾芥为真。今并从外国来，而出茯苓处并无，不知出琥珀处复有茯苓否也？〔珣曰〕琥珀是海松木中津液，初若桃胶，后乃凝结。复有南珀，不及舶上来者。〔保升曰〕枫脂入地千年变为琥珀，不独松脂变也。大抵木脂入地千年皆化，但不及枫、松有脂而多经年岁尔。蜂巢既烧，安有蜂形尚在其间？〔宗奭曰〕今西戎亦有，其色差淡而明澈。南方者色深而重浊，彼土人多碾为物形。若谓千年茯苓所化，则其沾着蜂、蚁宛然具在，极不然也。地理志云：海南林邑多出琥珀，松脂沦入地所化。有琥珀则旁无草木。入土浅者五尺，深者八九尺。大者如斛，削去皮乃成。此说为胜。但土地有所宜、不宜，故有能化、不化。烧蜂之说，不知何据？〔承曰〕诸家所说茯苓、琥珀，皆云松脂所化。但茯苓、茯神，乃大松摧折或斫伐，而根瘤不朽，津液下流而结成，故治心肾，通津液也。若琥珀乃是松树枝节荣盛时，为炎日所灼，流脂出树身外，日渐厚大，因堕土中，津润岁久，为土所渗泄，而光莹之体独存。今可拾芥，尚有粘性。故其虫蚁之类，乃未入土时所粘者。二物皆自松出，而所禀各异。茯苓生于阴而成于阳，琥珀生于阳而成于阴，故皆治营安心而利水也。〔敦曰〕凡用须分红松脂、石珀、水珀、花珀、物象珀、璧珀、琥珀。其红松旨如琥珀，只是浊，太脆，文横。水珀多无红，色如浅黄，多皱文。石珀如石重，色黄不堪用。花珀文似新马尾松心文，一路赤，一路黄。物象珀其内自有物命，入用神妙。璧珀是众珀之长。琥珀如血色，以布拭热，吸得芥子者，真也。〔时珍曰〕琥珀拾芥，乃草芥，即禾草也。雷氏言拾芥子，误矣。唐书载西域康干河松木，入水二年化为石，正与松枫诸木沉入土化珀，同一理也。按曹昭格古论云：琥珀出西番、南番，乃枫木津液多年所化。色黄而明莹者名蜡珀，色若松香红而且黄者名明珀，有香者名香珀，出高丽、倭国者色深红。今金齿、丽江亦有之。其茯苓千年化琥珀之说，亦误传也。

有蜂、蚁、松枝者尤好。

【修治】〔敩曰〕入药，用水调侧柏子末，安瓷锅中，置琥珀于内煮之，从巳至申，当有异光，捣粉筛用。

【气味】甘，平，无毒。

【主治】安五脏，定魂魄，杀精魅邪鬼，消瘀血，通五淋。别录壮心，明目磨翳，止心痛癫邪，疗蛊毒，破结瘕，治产后血枕痛。大明止血生肌，合金疮。藏器清肺，利小肠。元素。

【发明】〔震亨曰〕古方用为利小便，以燥脾土有功，脾能运化，肺气下降，故小便可通。若血少不利者，反致其燥急之苦。〔弘景曰〕俗中多带之辟恶。刮削服，疗瘀血至验。仙经无正用。〔藏器曰〕和大黄、鳖甲作散，酒下方寸匕，下恶血，妇人腹内血，尽即止。宋高祖时，宁州贡琥珀枕，碎以赐军士，敷金疮。

【附方】旧四，新五。琥珀散止血生肌，镇心明目，破症瘕气块，产后血运闷绝，儿枕痛，并宜饵此方。

琥珀一两，鳖甲一两，京三棱一两，延胡索半两，没药半两，大黄六铢，熬捣为散。空心酒服三钱匕，日再服。神验莫及。产后即减大黄。（海药本草）。小儿胎惊琥珀、防风各一钱，朱砂半钱，为末。猪乳调一字，入口中，最妙。（直指方）。小儿胎痫琥珀、朱砂各少许，全蝎一枚，为末。麦门冬汤调一字服。（直指方）。小便转胞真琥珀一两，为末。用水四升，麝香少许，葱白十茎，煮汁三升，入珀末二钱，温服。沙石诸淋，三服皆效。（圣惠方）。小便淋沥琥珀为末二钱，白汤服之，或萱草煎汤服。老人、虚人以人参汤下。亦可蜜丸，以赤茯苓汤下。（普济方）。小便尿血琥珀为末。每服二钱，灯心汤下。（直指方）。从高坠下有瘀血在内。刮琥珀屑，酒服方寸匕。或入蒲黄三二七，日服四五次。（外台秘要）。金疮闷绝不识人。琥珀研粉，童子小便调一钱。三服瘥。（鬼遗方）。鱼骨哽咽六七日不出。用琥珀珠一串，推入哽所，牵引之即出。（外台秘要）。

第十二卷 虫部

蜜蜂

（《本经》上品）

【释名】 蜡蜂纲目。蛿〔时珍曰〕蜂尾垂锋，故谓之蜂。峰有礼范，故谓之蛿。礼记云：范则冠而蝉有绥。化书云：蜂有君臣之礼。是矣。

【集解】 〔别录曰〕蜂子生武都山谷。〔颂曰〕今处处有之，即蜜蜂子也。在蜜脾中，如蚕蛹而白色。礼记有雀、鹦、蜩、范，皆以供食，则自古食之矣。其蜂有三种：一种在林木或土穴中作房，为野蜂；一种人家以器收养者，为家蜂，并小而微黄，蜜皆浓美；一种在山岩高峻处作房，即石蜜也，其蜂黑色似牛虻。三者皆群居有王。王大于众蜂，面色青苍。皆一日两衙，应潮上下。凡蜂之雄者尾锐，雌者尾歧，相交则黄退。嗅花则以须代鼻。采花则以股抱之。按王元之蜂记云：蜂王无毒，窠之始营，必造一台，大如桃李。王居台上，生子于中。王之子尽复为王，岁分其族而去。其分也，或铺如扇，或圆如罂，拥其王而去。王之所在，蜂不敢螫。若失其王，则众溃而死。其酿蜜如脾，谓之蜜脾。凡取其蜜不可多，多则蜂饥而不蕃；又不可少，少则蜂惰而不作。呜呼！王之无毒，似君德也。营巢如台，似建国也。子复为王，似分定也。拥王而行，似卫主也。王所不螫，似遵法也。取惟得中，似什一而税也。山人贪其利，恐其分而刺其子，不仁甚矣。王失则溃，守义节也。

本草纲目

蜂子

【气味】甘，平，微寒，无毒。〔大明曰〕凉，有毒。食之者须以冬瓜、苦荬、生姜、紫苏制其毒。〔之才曰〕畏黄芩、芍药、牡蛎、白前。

【主治】头疯，除蛊毒，补虚羸伤中。久服令人光泽，好颜色，不老。本经。〔弘景曰〕酒渍傅面，令人悦白。轻身益气，治心腹痛，面目黄，大人小儿腹中五虫从口吐出者。别录。主丹毒风疹，腹内留热，利大小便涩，去浮血，下乳汁，妇人带下病。藏器。大风疠疾。时珍。

【发明】〔时珍曰〕蜂子古人以充馔品，故本经、别录著其功效，而圣济总录治大风疾，兼用诸蜂子，盖亦足阳明、太阴之药也。

【附方】新一。大风疠疾须眉堕落，皮肉已烂成疮者。用蜜蜂子、胡蜂子、黄蜂子（并炒）各一分，白花蛇、乌蛇（并酒浸，去皮、骨，炙干）、全蝎（去土，炒）、白姜蚕（炒）各一两，地龙（去土，炒）半两，蝎虎（全者，炒）、赤足蜈蚣（全者，炒）各十五枚，丹砂一两，雄黄（醋熬）一分，龙脑半钱，右为末。每服一钱匕，温蜜汤调下，日三五服。总录。

土蜂

（《别录》）

【校正】旧与蜜蜂子同条，今分出。

【释名】蜚零本经。蟺蜂音蝉。同上马蜂〔颂曰〕郭璞注尔雅云：今江东呼大蜂在地中作房者为土蜂，即马蜂也。荆、巴间呼为蟺蜂。

【集解】〔别录曰〕土蜂生武都山谷。〔藏器曰〕土蜂穴居作房，赤黑色，最大，螫人至死，亦能酿蜜，其子亦大而白。〔颂曰〕土蜂子，江东人亦啖之。又有木蜂似土蜂，人亦食其子。然则蜜蜂、土蜂、木蜂、黄蜂子俱可食。大抵蜂类同科，其性效不相远矣。

蜂子

【主治】痈肿。本经。嗌痛。别录。利大小便，治妇人带下。日华。功同蜜蜂子。藏器。酒浸傅面，令人悦白。时珍。

【气味】甘，平，有毒。〔大明曰〕同蜜蜂。畏亦同也。

【主治】痈肿。烧末，油和，敷蜘蛛咬疮。〔藏器曰〕此物能食蜘蛛，取其相伏也。

蜂房

【附方】新一。面黑令白土蜂子未成头翅者，炒食，并以酒浸傅面。（圣惠方）。

【主治】痈肿不消。为末，醋调涂之，干更易之。不入服食。药性。疗疔肿疮毒。时珍。

【附方】新一。疗肿疮毒已笃者，二服即愈，轻者一服立效。用土蜂房一个，蛇退一条，黄泥固济，煅存性，为末。每服一钱，空心好酒下。少顷腹中大痛，痛止，其疮已化为黄水矣。（普济方）。

大黄蜂

（《别录》）

【校正】旧与蜜蜂同条，今分出。

【释名】黑色者名胡蜂广雅。壶蜂方言。䗊䗽蜂音钩娄。玄瓠蜂〔时珍曰〕凡物黑色者，谓之胡。其壶、瓠、䗊䗽，皆象形命名也。䗊䗽，苦瓠之名。楚辞云：『玄蜂若壶』是矣。大黄蜂色黄，䗊䗽蜂色黑，乃一类二种也。陶说为是。苏颂以为一种，非矣。然蜂蛹、蜂房，功用则一，故不必分条。

【集解】〔弘景曰〕大黄蜂子，乃人家屋上者及䗊䗽蜂也。〔颂曰〕大黄蜂子，在人家屋上作房及大木间䗊䗽蜂之子也。岭南人取其子作馔食之。其蜂黄色，比蜜蜂更大。按岭表录异云：宣、歙人好食蜂儿。山林间大蜂结房，大者如巨钟，其房数百层。土人采时，着草衣蔽身，以捍其毒螫。复以烟火熏散蜂母，乃敢攀缘崖木断其蒂。一房蜂儿五六斗至一石。拣状如蚕蛹莹白者，以盐炒暴干，寄入京洛，以为方物。然房中蜂儿三分之一翅足已成，则不堪用。据此，土蜂乃大蜂，在地中作房；木蜂似土蜂而小，江东人并食其子。然则二蜂皆可似土蜂也。郭璞注尔雅云：土蜂乃大蜂，在地中作房；木蜂似土蜂而小，江东人并食其子。然则二蜂皆可食久矣。大抵性味亦不相见远也。

蜂子

【气味】甘，凉，有小毒。〔大明曰〕（见蜜蜂下）。

【主治】心腹胀满痛，干呕，轻身益气。别录。治雀卵斑，面疱。余功同蜜蜂子。时珍。

【附方】新一。雀斑面疱七月七日取露蜂子，于漆碗中水酒浸过，滤过，调胡粉傅之。（普济方）。

螳螂、桑螵蛸

（《本经》上品）

【释名】蜩螂音当郎。刀螂纲目。拒斧说文。不过尔雅。蚀疣音尤。本经其子房名螵蛸音飘绡。蜱蛸音皮。蟭燋音蟭焦。致神别录野狐鼻涕

〔时珍曰〕蜩螂，两臂如斧，当辙不避，故得当郎之名。俗呼为刀螂，兖人谓之拒斧，又呼不过也。代人谓之天马，因其首如骧马也。其子房名螵蛸者，其状轻飘如绡也。村人每炙焦饲小儿，云止夜尿，则蟭蟧、致神之名，盖取诸此。酉阳杂俎谓之野狐鼻涕，象形也。又杨雄方言云：螳螂或谓之髦，或谓之羊羊。齐兖以东谓之敷常。螵蛸亦名夷冒。

【集解】〔弘景曰〕螳螂俗呼石螂，逢树便产，以桑上者为好，是兼得桑皮之津气也。惟连枝断取者为真，伪者亦以胶着桑枝之上也。〔保升曰〕螵蛸在处有之，螳螂卵也。多在小桑树上。丛荆棘间。三四月中，一枝出小螳螂数百枚。〔时珍曰〕螳螂，骧首奋臂，修颈大腹，二手四足，善缘而捷，以须代鼻，喜食人发，能翳叶捕蝉。或云术家取翳作法，可以隐形。深秋乳子作房，粘着枝上，即螵蛸也。房长寸许，大如拇指，其内重重有隔房。每房有子如蛆卵，至芒种节后一齐出。故月令有云，仲夏螳螂生也。

【修治】〔别录曰〕桑螵蛸生桑枝上，螳螂子也。二月、三月采，蒸过火炙用。不尔令人泄。〔敩曰〕凡使勿用杂树上生者，名螺螺。须觅桑树东畔枝上者，采得去核子，用沸浆水浸淘七次，锅中熬干用。别作修事无效也。〔韩保升曰〕三四月采得，以热浆水浸一伏时，焙干，于柳木灰中炮黄用。

本草纲目

螳螂

【主治】小儿急惊风搐搦，又出箭镞。生者能食疣目。时珍。

【发明】〔时珍曰〕螳螂，古方不见用者，惟普济方治惊风，吹鼻定搐法中用之，盖亦蚕、蝎定搐之义。古方风药多用螵蛸，则螳螂治风，同一理也。又医林集要，出箭镞亦用之。

【附方】新二。惊风定搐分散：用螳螂一个，蜥蜴一条，赤足蜈蚣一条，各中分之，随左右研末。记定男用左，女用右。每以一字吹鼻内，搐之。吹左即左定，吹右即右定也。（普济方）。箭镞入肉不可拔者。用螳螂一个，巴豆半个，同研，傅伤处。微痒且忍，极痒乃撼拔之。以黄连、贯众汤洗拭，石灰傅之。

桑螵蛸

【气味】咸、甘，平，无毒。〔之才曰〕得龙骨，疗泄精。畏旋覆花（戴椹）。

【主治】伤中疝瘕阴痿，益精生子，女子血闭腰痛，通五淋，利小便水道。本经。疗男子虚损，五脏气微，梦寐失精遗溺。久服益气养神。别录。炮熟空心食之，止小便利。甄权。

【发明】〔时珍曰〕桑螵蛸，肝、肾、命门药也，古方盛用之。〔权曰〕男女虚损，肾衰阴痿，梦中失精遗溺，白浊疝瘕，不可阙也。邻家一男子，小便日数十次，如稠米泔，心神恍惚，瘦瘁食减，得之女劳。令服桑螵蛸散药，未终一剂而愈。其药安神魂，定心志，治健忘，补心气，止小便数。用桑螵蛸、远志、龙骨、菖蒲、人参、茯神、当归、龟甲（醋炙）各一两，为末，卧时，人参汤调下二钱。如无桑上者，即用他树者，以炙桑白皮佐之。桑白皮行水，以接螵蛸就肾经也。

【附方】旧三，新七。遗精白浊盗汗虚劳。桑螵蛸（炙）、白龙骨等分，为细末。每服二钱，空心用盐汤送下。（外台）。小便不通桑螵蛸（炙黄）三十枚，黄芩二两，水煎。分二服。（圣惠）。妇人胞转小便不通。用桑螵蛸炙为末，饮服方寸匕，日三。产书。妇人遗尿桑螵蛸酒炒为末，姜汤服二钱。（千金翼）。妊娠遗尿不禁。桑螵蛸十二枚，为末。分二服，米饮下。产乳书。产后遗尿或尿数。桑螵蛸（炙）半两，龙骨一两，为末。每米饮服二钱。（徐氏胎产方）。咽喉肿塞桑上螳螂窠一两（烧灰），马屁勃半两，研匀，蜜丸梧子大。煎犀角汤，每服三五丸。（总病论）。咽喉骨哽桑螵蛸醋煎，呷之。（经验良方）。底耳疼痛桑螵蛸一个（烧存性），麝香一字，研末。每用半字，掺入神效。有脓先缴净。（经验方）。小儿软疖桑螵蛸烧存性，研末，油调傅之。（危氏方）。

蚕

（《本经》中品）

【校正】拾遗。乌烂蚕及茧卤汁，嘉祐蚕蜕，今并为一。

【释名】自死者名白僵蚕〔时珍曰〕蚕从朁，象其头身之形；从蚅，以其繁也。俗作蚕字者，非矣。蚕病风死，其色自白，故曰白僵（死而不朽曰僵）。再养者曰原蚕。蚕之屎曰沙。皮曰蜕，瓮曰茧，蛹曰蜽（音龟），蛾曰罗，卵曰蜕，蚕初出曰蚅（音苗），蚕纸曰连也。

【集解】〔时珍曰〕蚕，孕丝虫也。种类甚多，有大、小、白、乌、斑色之异。其虫属阳，喜燥恶湿，食而不饮，三眠三起，二十七日而老。自卵出而为蚅，自蚅蜕而为蚕，蚕而茧，茧而蛹，蛹而蛾，蛾而卵，

本草纲目

卵而复蛾，亦有胎生者，与母同老，盖神虫也。南粤有三眠、四眠、两生、七出、八出者。其茧有黄、白二色。尔雅云：蟓，桑茧也。雠由，樗茧、棘茧、栾茧也。蚢，萧茧也。皆各因所食之叶命名，而蟓即今桑上野蚕也。今之柘蚕与桑蚕并育，即棘茧是也。南海横州有风茧，丝作钓缗。凡诸草木皆有蚳蠋之类。食叶吐丝，不如蚕丝可以衣被天下，故莫得并称。凡蚕类入药，俱用食桑者。

白僵蚕

【修治】〔别录曰〕生颍川平泽。四月取自死者。勿令中湿，有毒不可用。〔弘景曰〕人家养蚕时，有合箔皆僵者，即暴燥都不坏。今见小白似有盐度者为好。〔恭曰〕蚕自僵死，其色自白。云似有盐度，误矣。〔颂曰〕所在养蚕处有之。不拘早晚，但用白色而条直、食桑叶者佳。用时去丝绵及子，炒过。〔宗奭曰〕蚕有两三番，惟头番僵蚕最佳，大而无蛆。〔斅曰〕凡使，先以糯米泔浸一日，待蚕桑涎出，如蜗涎浮水上，然后漉出，微火焙干，以布拭净黄肉、毛，并黑口甲了，捣筛如粉，入药。

【气味】咸、辛，平，无毒。〔甄权曰〕微温，有小毒。恶桑螵蛸、桔梗、茯苓、茯神、萆薢。

【主治】小儿惊痫夜啼，去三虫，灭黑䵟，令人面色好，男子阴痒病。本经。女子崩中赤白，产后腹痛，灭诸疮瘢痕。为末，封疔肿，拔根极效。别录。治口噤发汗。同白鱼、鹰屎白等分，治疮灭痕。药性。以七枚为末，酒服，治中风失音，并一切风疰，小儿客忤，男子阴痒痛，女子带下。日华。焙研姜汁调灌，治中风、急喉痹欲绝，下喉立愈。苏颂。散风痰结核瘰疬，头风，风虫齿痛，皮肤风疮，丹毒作痒，痰疟症结，妇人乳汁不通，崩中下血，小儿疳蚀鳞体，一切金疮，疔肿风痔。时珍。

【发明】〔元素曰〕僵蚕性微温，味微辛，气味俱薄，轻浮而升，阳中之阳，故能去皮肤诸风如虫行。

〔震亨曰〕僵蚕属火，兼土与金、木。老得金气，僵而不化。治喉痹者，取其清化之气，从治相火，散浊逆结滞之痰也。〔时珍曰〕僵蚕，蚕之病风者也。治风化痰，散结行经，所谓因其气相感，而以意使之者也。又人指甲软薄者，用此烧烟熏之则厚，亦是此义。盖厥阴、阳明之药，故又治诸血病、疟病、疳病也。

【附方】旧十五，新十九。一切风痰白僵蚕七个（直者），细研，姜汁，调灌之。（胜金方）。小儿惊风白僵蚕、蝎梢等分，天雄尖、附子尖各一钱，微炮为末。每服一字，以姜汤调灌之，甚效。（寇氏衍义）。风痰喘嗽夜不能卧。白僵蚕（炒研）、好茶末各一两，为末。每用五钱，卧时泡沸汤服。（瑞竹堂方）。酒后咳嗽白僵蚕焙研末，每茶服一钱。（怪证奇方）。喉风喉痹仁存：开关散：用白僵蚕（炒）、白矾（半生半烧）等分，为末。每以一钱，用自然姜汁调灌，得吐顽痰，立效。小儿加薄荷、生姜少许，同调。一方用白梅肉和丸，绵裹含之，咽汁也。朱氏集验：用白僵蚕（炒）半两，生甘草一钱，为末。姜汁调服，涎出立愈。圣惠：用白僵蚕三七枚，乳香一分，为末。每以一钱烧烟，熏入喉中，涎出即愈。急喉风痹王氏博济：如圣散：用白僵蚕、天南星等分，生研为末。每服一字，姜汁调灌，涎出即愈。由胎气挟热，流毒心脾，故令舌强唇青，聚口发噤。用直僵蚕二枚去嘴，略炒为末。蜜调傅唇中，甚效。（圣惠方）。大头风 小儿惊风并姜炙过，含之。百一选方无南星。撮口噤风面黄赤，气喘，啼声不出。用大蒜七个，先烧红地，以蒜逐个于地上磨成膏。却以僵蚕一两（去头、足）安蒜上，碗覆一夜，勿令泄气，只取蚕研末。每用嚏鼻，口内含水，有效。（普济方）。偏正头风并夹脑风，连两太阳穴痛。圣惠方：用白僵蚕为末，葱茶调服方寸匕。叶椿治头风：用白僵蚕、高良姜等分，为末。每服一钱，临卧时茶服，日二服。

本草纲目

卒然头痛白僵蚕为末。每用熟水下二钱，立瘥。（斗门方）。牙齿疼痛白僵蚕（直者）、生姜同炒赤黄色，去姜为末。以皂角水调擦之，即止。（普济方）。风虫牙痛白直僵蚕（炒）、蚕退纸（烧）等分为末，擦之。良久，以盐汤漱口。（直指方）。疟疾不止白僵蚕（直者）一个，切作七段，绵裹为丸，朱砂为衣，作一服。日未出时，面向东，用桃、李枝七寸煎汤，吞下。（院方）。腹内龟病普济方诗云：人间龟病不堪言，肚里生成硬似砖。自死僵蚕、黑牵牛细研等分为末，如澡豆，日用之。（斗门方）。瘾疹风疮疼痛。白粉滓面黚令人面色好。用白僵蚕、黑牵牛细研等分为末。面上黑黚白僵蚕末，水和擦之。（圣惠方）。僵蚕焙研，酒服一钱，立瘥。（圣惠方）。野火丹毒从背上两胁起者。僵蚕二七枚，和慎火草捣涂。（杨氏产乳）。小儿鳞体皮肤如蛇皮鳞甲之状，由气血否涩，亦曰胎垢，又曰蛇体。白僵蚕去嘴为末，煎汤浴之。（保幼大全）。小儿久疳体虚不食。诸病后天柱骨倒，医者不识，谓之五软者。用白僵蚕（直者）一加蛇蜕。（小儿宫气方）。项上瘰疬白僵蚕为末。水服五分，日三服。十日瘥。炒研。每服半钱，薄荷酒下。名金灵散。（郑氏方）。风疳蚀疮同上方。白僵蚕二两，洗剉，炒黄为末，乌梅肉和，丸梧桐子大。每姜蜜和傅之，立效。（胜金方）。一切金疮及刀斧伤。白僵蚕炒黄研末，傅之立愈。（经验方）。崩中下血不止。（外台）。风痔肿痛发，歇不定者，是也。白僵蚕炒黄，拭去黄肉、毛，研末，乳汁不通白僵蚕末二钱，酒服。少顷，以脂麻茶一盏投之。梳头数十遍，奶汁如泉也。（经验方）。肠风下血僵蚕（炒，去嘴、足）蜜汤空心下五丸，炒。（胜金方）。一切疮白僵蚕炒黄研末，傅之立愈。用白僵蚕、衣中白鱼等分，为末。井华水服之，日二。（千金）。重舌木舌僵蚕为末吹之，吐痰甚妙。一方：僵蚕一钱，黄连（密炒）二钱，为末。掺之，涎出为妙。（陆氏积德方）。乌梅肉（焙）各一两，为末，米糊丸梧子大。每服百丸，食前白汤下，一日三服。（笔峰杂兴方）。

四一六

乌烂死蚕拾遗

【气味】有小毒。〔藏器曰〕此在簇上乌臭者。

【主治】蚀疮有根者,及外野鸡病,并傅之。白死者主白游疹,赤死者主赤游疹。藏器。

蚕蛹〔瑞曰〕缲丝后蛹子。今人食之,呼小蜂儿。〔思邈曰〕猘犬啮者,终身禁食,发则难免。

【主治】炒食,治风及劳瘦。研傅蟦疮恶疮。大明。为末饮服,治小儿疳瘦,长肌退热,除蛔虫。煎汁饮,止消渴。时珍。

【附方】新一。消渴烦乱 蚕蛹二两,以无灰酒一中盏,水一大盏,同煮一中盏,温服。(圣惠方)。

茧卤汁〔藏器曰〕此是茧中蛹汁,非碱卤也。于盐茧瓮下收之。

【主治】百虫入肉,蛊蚀瘙疥,及牛马虫疮。为汤浴小儿,疮疥,杀虫。以竹筒盛之,浸山蜂、山蛭肉,蚊子诸虫咬毒。亦可预带一筒,取一蛭入中,并持干海苔一片,亦辟诸蛭。藏器。

【发明】〔藏器曰〕苏恭注蛭云:山人自有疗法。盖此法也。〔时珍曰〕山蛭见蛭条。山蛭(音余),蜘蛛也。啮人甚毒。

蚕茧已出蛾者。

【气味】甘,温,无毒。

【主治】烧灰酒服,治痈肿无头,次日即破。又疗诸疳疮,及下血血淋血崩。煮汁饮,止消渴反胃,除蛔虫。时珍。〔弘景曰〕茧瓮入术用。

【发明】〔时珍曰〕蚕茧方书多用,而诸家本草并不言及,诚缺文也。近世用治痈疽代针,用一枚即

本草纲目

出一头，二枚即出二头，神效无比。煮汤治消渴，古方甚称之。丹溪朱氏言此物属火，有阴之用，能泻膀胱中相火，引清气上朝于口，故能止渴也。缫丝汤及丝绵煮汁，功并相同。又黄丝绢能补脬，锦灰止血，并见服器部。

【附方】新五。痘疮疳蚀脓水不绝。用出了蚕蛾茧，以生白矾末填满，煅枯为末，擦之甚效。（陈文中小儿方）。口舌生疮蚕茧五个，包蓬砂，瓦上焙焦为末，抹之。大小便血茧黄散：治肠风，大小便淋沥疼痛。用茧黄、蚕蜕纸（并烧存性）、晚蚕沙、白僵蚕（并炒）等分为末，入麝香少许，每服二钱，用米饮送下，日三服。甚效。（圣惠方）。妇人血崩方法同上。反胃吐食蚕茧十个煮汁，烹鸡子三枚食之，以无灰酒下，日二服，神效。或以缫丝汤煮粟米粥食之。（普济方）。

蚕蜕

【释名】马明退 嘉祐 佛退

【气味】甘，平，无毒。

【主治】血病，益妇人。嘉祐。妇人血风。宗奭。治目中翳障及疳疮。时珍。

蚕连

【主治】吐血鼻洪，肠风泻血，崩中带下，赤白痢。敷疗肿疮。日华。治妇人血露。宗奭。牙宣牙痛，牙痛牙疳，头疮喉痹，风癫狂祟。蛊毒药毒，沙证腹痛，小便淋闷，妇人难产及吹乳疼痛。时珍。

【发明】〔禹锡曰〕蚕蜕，今医家多用初出蚕子（壳在纸上者），东方诸医用老蚕眠起所蜕皮，功用相近，当以蜕皮为正。入药微炒用。〔宗奭曰〕蚕蜕，当用眠起时所蜕皮。蚕连烧灰亦可用。〔时珍曰〕

马明退、蚕连纸,功用相同,亦如蝉蜕、蛇蜕之义。但古方多用蚕纸者,因其易得耳。

【附方】旧四,新十五。吐血不止蚕蜕纸烧存性,蜜和,丸如芡实大。含化咽津。(集验)。牙宣牙痛及口疮。并用蚕蜕纸烧灰,干傅之。(集验)。风虫牙痛蚕纸烧灰擦之。良久,盐汤漱口。(直指方)。走马牙疳集验:用蚕蜕纸灰,入麝香少许,贴之。直指:加白僵蚕等分。一切疳疮马明退(烧灰)三钱,轻粉、乳香少许。先以温浆水洗净,傅之。(儒门事亲)。小儿头疮蚕蜕纸烧存性,入轻粉少许,麻油调敷。(圣惠)。缠喉风疾用蚕退纸烧存性,炼蜜和,丸如芡实大。含化咽津。(集验)。熏耳治聋蚕蜕纸作捻,入麝香二钱,入笔筒烧烟熏之。三次即开。癫狂邪祟凡狂发欲走,或自高贵称神,状如伤寒,头痛壮热呕恶,以蚕纸烧灰,酒,水任下方寸匕。亦治风癫。(肘后方)。沙证壮热江南有沙证,状如伤寒,或悲泣呻吟,此为邪祟。手足指末微厥,或腹痛闷乱,须臾杀人。先用蚕蜕纸剪碎,安于瓷中,以碟盖之,滚汤沃之,封固良久。乘热服,暖卧取汗。(活人书)。中蛊药毒虽面青脉绝,腹胀吐血者,服之即活。(岭南卫生方)。中诸药毒用蚕纸数张烧灰,冷水服。新汲水服一张。(王氏博济方)。热淋如血蚕种烧灰,入麝香少许,水服。用蚕蜕纸烧存性,入麝香少许,米饮每服二钱。(卫生易简方)。小便涩痛不通二钱,极效方也。崩中不止蚕故纸一张(剪碎炒焦)、槐子(炒黄)各等分,为末。酒服立愈。(卫生易简方)。卫生家宝吹奶疼痛马明退烧灰一钱五分,轻粉五分,麝香少许,酒服。(集成)。妇人难产蚕布袋一张,煅为末,以盐泥固,煅为末。(儒门事亲)。妇人断产蚕子故纸一尺,烧为末,酒服。终身不产。(千金)。痔漏下血蚕纸半张,碗内烧灰,酒服自除。(奚囊备急方)。

缫丝汤

本草纲目

青蚨（《拾遗》）

【主治】止消渴，大验。时珍。

【释名】蚨蝉。妩蜗音谋瓜。蟛蝎音敦隅。蒲虻音萌。鱼父、鱼伯。

【集解】〔藏器曰〕青蚨生南海。状如蝉，其子着木。取以涂钱，皆归本处。搜神记云：南方有虫名蟛蝎，形大如蝉，辛美可食。子着草叶上如蚕种。取其子，则母飞来。虽潜取之，亦知其处。杀其母涂钱，以子涂贯，用钱去则自还。淮南子万毕术云：青蚨还钱。高诱注云：青蚨一名鱼父、鱼伯。以其子母各等置瓮中，埋东行垣下。三日开之，即相从。以母血涂八十一钱，子血涂八十一钱，留子用母，留母用子，皆自还也。〔李珣曰〕按异物志言：蟛蝎生南海诸山。雌雄常处，不相舍。青金色。人采得以法末之，用涂钱，以货易于人，昼用夜归。又能秘精，缩小便，亦人间难得之物也。〔时珍曰〕按异物志云：青蚨形如蝉而长。其子如虾子，着草叶上。得其子则母飞来。煎食甚辛而美。岣嵝神书云：青蚨一名蒲虻，似小蝉，大如虻，青色有光。生于池泽，多集蒲叶上。春生子于蒲上，八八为行，或九九为行，如大蚕子圆。取其母血及火炙子血涂钱，市物仍自还归，用之无穷，诚仙术也。其说俱仿佛。但藏器云子着木上，稍有不同。而许氏说文亦曰：青蚨，水虫也。盖水虫而产子于草木尔。

【气味】辛，温，无毒。

【主治】补中，益阳道，去冷气，令人悦泽。藏器。秘精，缩小便。药谱。

蛱蝶

（《纲目》）

【释名】〔时珍曰〕蛱蝶轻薄，夹翅而飞，葉葉然也。蝶美于须，蛾美于眉，故又名蝴蝶，俗谓须为胡也。

【集解】〔时珍曰〕蝶，蛾类也。大曰蝶，小曰蛾。其种甚繁，皆四翅有粉，好嗅花香，以须代鼻，其交以鼻，交则粉退。古今注谓橘蠹化蝶，尔雅翼谓菜虫化蝶，列子谓乌足之叶化蝶，埤雅谓蔬菜化蝶，酉阳杂俎谓百合花化蝶，北户录谓树叶化蝶如丹青，野史谓彩裙化蝶，皆各据其所见者而言尔。盖不知蠹蠋诸虫，至老俱各蜕而为蝶、为蛾，如蚕之必羽化也。朽衣物亦必生虫而化。草木花叶之化者，乃气化、风化也。其色亦各随其虫所食花叶，及所化之物色而然。杨慎丹铅录云：有草蝶、水蝶在水中。岭南异志载：有人浮南海，见蛱蝶大如蒲帆，称肉得八十斤，啖之极肥美。

【气味】缺

【主治】小儿脱肛。阴干为末，唾调半钱涂手心，以瘥为度。时珍。

【发明】〔时珍曰〕胡蝶古方无用者，惟普济方载此方治脱肛，亦不知用何等蝶也。

【附录】〔时珍曰〕按刘恂岭表录异云：庞降生于岭南，多在橄榄树上。形如蜩蝉，腹青而薄。其名自呼，但闻其声而鲜能得之。人以善价求为媚药。按此形状似蝉，可为媚药，与李珣海药青蚨雌雄不舍，秘精之说相符。恐亦青蚨之类，在木上者也。

蜻蛉

（《别录》下品）

【释名】蜻虰音丁。蜻蝏亦作蜓。虰蛏音馨。负劳尔雅。䗥音忽。诸乘弘景。纱羊纲目。赤者名赤卒

[时珍曰]晴、䗥，言其色青葱也。蛉、虰，言其状伶仃也，或云其尾好亭而挺，故曰蟌，曰蜓。俗名纱羊，言其翅如纱也。按崔豹古今注云：大而色青者曰蜻蜓；小而黄者，江东名胡黎，淮南名蠊蚸，鄱阳名江鸡，小而赤者，名曰赤卒，曰绛驺，曰赤衣使者，曰赤弁丈人；大而玄绀者，辽海名绀蟠，亦曰天鸡。陶氏谓胡黎为蜻蛉，未考此耳。

【集解】

[弘景曰]蜻蛉有五六种，惟青色大眼（一名诸乘，俗呼为胡黎）者入药。道家云：眼可化为青珠。其余黄细及黑者，不入药。[保升曰]所在有之。好飞水际，六足四翼。[宗奭曰]蜻蜓中一种最大（汴人呼为马大头）者是也。身绿色。其雌者腰间有碧色一遭。入药用雄者。此物生于水中，故多飞水上。其类眼皆大，陶氏独言蜻蜓眼大何也？[时珍曰]蜻蛉大头露目，短颈长腰𫠂尾，翼薄如纱。食蚊虻，饮露水。造化权舆云：水蛊化䗥。罗愿云：水蛊化蜻蛉，蜻蛉仍交于水上，附物散卵，复为水蛊也。张华博物志亦言五月五日，埋蜻蛉头于户内，可化青珠，未知然否？古方惟用大而青者，近时房中术，亦有用红色者。崔豹云：辽海间有绀蟠虫，如蜻蛉而玄绀色，六七月群飞闇天。夷人食之，去海中青虾所化也。云南志云：澜沧蒲蛮诸地，凡土蜂、蜻蛉、蚱蜢之类，无不食之也。

【气味】微寒，无毒。

【主治】强阴，止精。别录。壮阳，暖水脏。日华。

斑蝥

（《本经》下品）

【校正】〔陈藏器〕螌蝥虫系重出，今并为一。

【释名】斑猫本经。螌蝥虫拾遗。龙蚝音剌。斑蚝〔时珍曰〕斑言其色，蝥刺言其毒，如矛刺也。亦作螌蝥，俗讹为斑猫，又讹斑蚝为斑尾也。吴普本草又名斑菌，曰腃发，曰晏青。

【集解】〔别录曰〕斑猫生河东山谷。八月取，阴干。〔吴普曰〕生河内山谷，亦生木石。〔保升曰〕斑猫所在有之，七八月大豆叶上甲虫也。长五六分，黄黑斑文，乌腹尖喙。就叶上采取，阴干用。〔弘景曰〕此一虫五变，主疗皆相似。二三月在芫花上，即呼为芫青；四五月在王不留行草上，即呼为王不留行虫；六七月在葛花上，即呼为葛上亭长；八九月在豆花上，即呼为斑蝥；九月、十月复还地蛰，即呼为地胆，此是伪地胆耳，为疗犹同也。其斑蝥大如巴豆，甲上有黄黑斑点；芫青、青黑色；亭长，身黑头赤。〔敩曰〕芫青、斑蝥、亭长、赤头四件，样各不同，所居、所食、所效亦不同。芫青嘴尖，背上有一画黄，在芫花上食汁；斑蝥背上一画黄，一画黑，嘴尖处有一小赤点，在豆叶上食汁；亭长形黄黑，在葛叶上食汁；赤头身黑，额上有大红一点也。〔颂曰〕四虫皆是一类，但随时变耳。深师方云：四月、五月、六月为葛上亭长，七月为斑蝥，九月、十月为地胆。今医家知用芫青、斑蝥，而地胆、亭长少使，故不得详也。〔恭曰〕本草、古今诸方，并无王不留行虫。若陶氏所言，则四虫专在一处。今地胆出豳州，芫青出宁州，亭长出雍州，斑蝥所在皆有。四虫出四处，可一岁周游四州乎？芫青、斑蝥、形段相似，地胆，状貌大殊。且豳州地胆，三月至十月采自草莱上。陶盖浪言尔。〔时珍曰〕按本经、别录，四虫采取时月，正与陶说相合。

本草纲目

深师方用亭长，所注亦同。自是一类，随其所居、所出之时而命名尔。苏恭强辟，陶说亦欠明。按太平御览引神农本草经云：春食芫花为芫青，夏食葛花为亭长，秋食豆花为斑蝥，冬入地中为地胆（黑头赤尾）。其说甚明，而唐、宋校正者反失收取，更致纷纭，何哉？陶氏之王不留行虫，雷氏之赤头，方药未有用者。要皆此类，固可理推。余见地胆。

【修治】〔敩曰〕凡斑蝥、芫青、亭长、地胆修事，并用糯米、小麻子相拌炒，至米黄黑色取出，去头、足两翅，以血余裹，悬东墙角上一夜至明用之，则毒去也。〔大明曰〕入药须去翅、足，糯米炒熟，不可生用，即吐泻人。〔时珍曰〕一法用麸炒过，醋煮用之也。

【气味】辛，寒，有毒。〔普曰〕神农：辛。岐伯：咸。扁鹊：甘，有大毒。马刀为之使，畏巴豆、丹参、空青，恶肤青、甘草、豆花。〔时珍曰〕斑蝥、芫青、亭长、地胆之毒，靛汁、黄连、黑豆、葱、茶，皆能解之。

【主治】寒热，鬼疰蛊毒，鼠瘘，恶疮疽，蚀死肌，破石癃。本经。血积，伤人肌。治疥癣，堕胎。别录。治瘰疬，通利水道。甄权。疗淋疾，傅恶疮瘘烂。日华。治疝瘕，解疔毒、猘犬毒、沙虱毒、蛊毒、轻粉毒。时珍。

【发明】〔宗奭曰〕妊娠人不可服之，为溃人肉。治淋方多用，极苦人，须斟酌之。〔时珍曰〕斑蝥、人获得之，尾后恶气射出，臭不可闻。故其入药亦专主走下窍，直至精溺之处，蚀下败物，痛不可当。葛氏云：凡用斑蝥，取其利小便，引药行气，以毒攻毒是矣。杨登甫云：瘰疬之毒，莫不有根，大抵以斑蝥、地胆为主。制度如法，能使其根从小便中出，或如粉片，或如血块，或如烂肉，皆其验也。但毒之行，小便必涩痛不可当，以木通、滑石、灯心辈导之。又葛洪肘后方云：席辩刺史传云：凡中蛊毒，用斑蝥虫四枚，去翅、足炙熟，桃皮五月初五日采取，去黑皮阴干，大戟去骨，各为末。如斑蝥一分，二味各用二分，合和枣核大，以米清服之，必吐出蛊。一服不瘥，十日更服。此蛊洪州最多，有老妪解疗之，一人获缣二十匹，秘方不传。后有子孙犯法，黄华公若于则时为都督，因而得之也。

【附方】旧六，新九。

内消瘰疬不拘大人小儿。经验方：用斑蝥一两（去翅、足），以粟一升同炒，米焦去米不用，入干薄荷四两为末，乌鸡子清丸如绿豆大。空心腊茶下三丸，加至五丸，却每日减一丸，减至一丸后，每日五丸，以消为度。广利：治瘰疬经久不瘥。用斑蝥一枚，去翅、足，微炙，以浆水一盏，空腹吞之。用蜜水亦可。重者不过七枚瘥也。瘘疮有虫八月中多取斑蝥，以苦酒浸半日，晒干。每用五个，铜器炒熟为末，巴豆一粒，黄犬背上毛二七根炒研，朱砂五分，同和苦酒顿服，其虫当尽出也。痈疽拔脓痈疽不破，或破而肿硬无脓。斑蝥为末，以蒜捣膏，和水一豆许，贴之。少顷脓出，即去药。（直指方）。血疝便毒不拘已成、未成，随即消散。斑蝥三个（去翅、足，炒），滑石三钱，同研，分作三服。空心白汤下，日一服，毒从小便出。如痛，以车前、木通、泽泻、猪苓煎饮，名破毒饮，甚效。（东垣方）。积年癣疮外台：用斑蝥半两，微炒为末，蜜调傅之。永类：用斑蝥七个，醋浸，露一夜，搽之。面上瘖瘟大风，面上有紫瘖瘟未消，用干斑蝥末，以生油调傅。约半日，瘖瘟胀起。以软帛拭去药，以棘针挑破，近下，令水出干。不得剥其疮皮。及不可以药近口、眼。若是尖瘖瘟子，即勿用此，别用胆矾为点药以治之。（圣济总录）。疣痣黑子斑蝥三个，人言少许，以糯米五钱炒黄，去米，入蒜一个，捣烂点之。风狗咬伤卫生易简方云：此乃九

本草纲目

死一生之病。急用斑蝥七枚，以糯米炒黄，去米为末，酒一盏，煎半盏，空心温服，取下小肉狗三四十枚为尽。如数少，数日再服。七次无狗形，永不再发也，累试累验。医方大成：用大斑蝥三七枚，去头、翅、足，用糯米一勺，略炒过，去斑蝥。别以七枚如前炒，色变，复去之。别以七枚如前，至青烟为度，去蝥，只以米为粉。用冷水入清油少许，空心调服。须臾再进一服，以小便利下毒物为度。如不利，再进。利后肚疼，急用冷水调青靛服之，以解其毒，否则有伤。黄连水亦可解之。但不宜服一切热物也。中沙虱毒斑蝥二枚，一枚末服；一枚烧至烟尽，研末，傅疮中，立瘥。（肘后方）。塞耳治聋斑蝥（炒）二枚，生巴豆（去皮、心）二枚，杵丸枣核大，绵裹塞之。（圣惠方）。妊娠胎死斑蝥一枚，烧研水服，即下。（广利方）。

蜘蛛

（《别录》下品）

【释名】次蠹音秩尔雅。蝒蝓属俞方言。蜘蛛亦作蝃蝥，音拙谋。〔时珍曰〕按王安石字说云：设一面之网，物触而后诛之。知乎诛义者，故曰蜘蛛。尔雅䵷鼅鼄，从黾，黾者大腹也。杨雄方言云：自关而东呼为蝒蝓，侏儒语转也，北燕朝鲜之间，谓之蝳蜍。齐人又呼为杜公。蝳蜍见下。

【集解】〔弘景曰〕蜘蛛数十种，今入药惟用悬网如鱼罾者，亦名蜘蛛。赤斑者俗名络新妇，亦入方术家用。其余并不入药。〔颂曰〕蜘蛛处处有之，其类极多。尔雅云：次蠹，䵷鼅鼄、蝃蝥也。土鼅鼄，草䵷鼄。蟏蛸，长踦。郭璞注云：今江东呼䵷鼄为蝃蝥。长脚者俗呼为蟢子。则陶云䵷鼄者，即蝃蝥也。〔藏器曰〕

蚰蜒在孔穴中及草木上，陶言即蜘蛛，非矣。〔敩曰〕凡五色者，及大身有刺毛生者，并薄小者，并不入药。惟身小尻大，腹内有苍黄脓者为真。取屋西结网者，去头、足，研膏用。〔宗奭曰〕蜘蛛品多，皆有毒。今人多用人家檐角、篱头、陋巷之间，空中作圆网，大腹深灰色者耳。遗尿着人，令人生疮癣。〔恭曰〕剑南、山东，为此虫所啮，疮中出丝，屡有死者。〔时珍曰〕蜘蛛布网，其类甚多，大小颜色不一。尔雅但分蜘蛛、草、土及蟏蛸四种而已。蜘蛛啮人甚毒，往往见于典籍。按刘禹锡传信方云：判官张延赏，为斑蜘蛛咬颈上，一宿有二赤脉绕项下至心前，头面肿如数斗，几至不救。一人以大蓝汁入麝香、雄黄，取一蛛投入，随化为水。遂以点咬处，两日悉愈。又云：贞元十年，崔从质员外言：有人被蜘蛛咬，腹大如孕妇。有僧教饮羊乳，数日而平。又李绛兵部手集云：蜘蛛咬人遍身成疮者，饮好酒至醉，则虫于肉中似小米自出也。刘郁西域记云：赤木儿城有虫如蛛，毒中人则烦渴，饮水立死，惟饮葡萄酒至醉吐则解。此与李绛所言蜘蛛毒人，饮酒至醉愈之意同，盖亦蜘蛛也。郑晓吾学编云：西域赛蓝地方，夏秋间草生小黑蜘蛛，甚毒，啮人痛声彻地。土人诵呪以薄荷枝拂之，或以羊肝遍擦其体，经一日夜痛方止，愈后皮脱如蜕。牛马破伤辄死也。元稹长庆集云：巴中蜘蛛大而毒，甚者身边数寸，跨长数倍其身，竹木被网皆死。中人，疮痛痒倍常，惟以苦酒调雄黄涂之，仍用鼠负虫食其丝则愈。不急救之，毒及心能死人也。段成式酉阳杂俎云：深山蜘蛛有大如车轮者，能食人物。若此数说，皆不可不知。淮南万毕术言：赤斑蜘蛛食猪肪百日，杀以涂布，雨不能濡；杀以涂足，可履水上。抱朴子言：蜘蛛、水马，合冯夷水仙丸服，可居水中。皆方士幻诞之谈，不足信也。

【气味】微寒，有小毒。〔大明曰〕无毒。畏蔓青、雄黄。〔时珍曰〕蛛入饮食不可食。

本草纲目

【主治】大人、小儿癀，及小儿大腹丁奚，三年不能行者。别录。蜈蚣、蜂、蛊螫人，取置咬处，吸其毒。弘景。主疮毒温疟，止呕逆霍乱。苏恭。取汁，涂蛇伤。烧啖，治小儿腹疳。苏颂。主口㖞、脱肛、疮肿、胡臭、齿䘌。时珍。斑者，治疟疾疔肿。日华。

【发明】〔颂曰〕别录言蜘蛛治癀。张仲景治阴狐疝气，偏有大小，时时上下者，蜘蛛十四枚（炒焦），桂半两，为散。每服八分，日再。或以蜜丸亦通。〔恭曰〕蜘蛛能制蛇，而本条无此。〔时珍曰〕鹤林玉露载：蜘蛛能制蜈蚣，以溺射之，节节断烂。则陶氏言蜘蛛治蜈蚣伤，亦相伏尔。沈括笔谈载：蛛为蜂螫，能啮芋梗，磨创而愈。今蛛又能治蜂、蝎螫，何哉？又刘义庆幽明录云，张甲与司徒蔡谟有亲。谟昼寝梦甲曰：忽暴病，心腹痛，胀满不得吐下，名干霍乱，惟用蜘蛛生断去脚吞之则愈。但人不知，甲某时死矣。谟觉，使人验之，甲果死矣。后用此治干霍乱辄验也。按此说虽怪，正合唐注治呕逆霍乱之文，当亦不谬。盖蜘蛛服之，能令人利也。

【附方】旧七，新十四。中风口㖞向火取蜘蛛摩偏急颊车上，候正即止。（千金方）。小儿口噤直指：立圣散：用干蜘蛛一枚（去足，竹沥浸一宿，炙焦）蝎梢七个，腻粉少许，为末。每用一字，乳汁调，时时灌入口中。圣惠：治小儿十日内，口噤不能吮乳。蜘蛛一枚去足，炙焦研末，入猪乳一合，和匀。分作三服，徐徐灌之，神效无比。止截疟疾葛洪方：用蜘蛛一枚，同饭捣丸，吞之。杨氏家藏：用大蜘蛛一枚，着芦管中，密塞，绾项上。勿令患人知之。海上：用蜘蛛三五枚，绵包，系寸口上。宣明方：用大蜘蛛三枚，信砒一钱，雄黑豆四十九粒，为末，滴水为丸豌豆大。先夜以一丸献于北斗下，次早纸裹插耳内，立见神圣。一丸可医二人。泄痢脱肛已久者，黑圣散主之。大蜘蛛一个，瓠叶两重包扎定，合子内烧存性，入黄丹少许，为末。先以白矾、葱、椒煎汤洗，拭干，以前药末置软帛上，托入收之，甚是有效也。（乘闲方）。走马牙疳出血作臭。用蜘蛛一枚，铜绿半钱，麝香少许，杵匀擦之。无蛛用壳。（直指方）。齿蜃断烂用大蜘蛛一个，以湿纸重裹，荷叶包之，灰火煨焦为末，入麝香少许，研傅。（永类钤方）。聤耳出脓蜘蛛一个，胭脂坯子半钱，麝香一字，为末。用鹅翎吹之。（医林集要）。瘰疬结核无颔下结核大蜘蛛不计多少，好酒浸过，同研烂，澄去滓。临卧时服之，最效。（圣惠方）。鼠瘘肿核已破出脓水者。问有头、无头。用大蜘蛛五枚，日干，去足细研，酥调涂之，日再上。（圣惠方）。蜘蛛二七枚，烧研傅之。（千金方）。便毒初起大黑蜘蛛一枚研烂，热酒一碗搅服，随左右侧卧取利。不退再服，必效。寿域。疗肿拔根取户边蜘蛛杵烂，醋和。先挑四畔血出，根稍露，傅之，干即易。一日夜根拔出，大有神效。（千金方）。腋下胡狐大蜘蛛一枚，以黄泥入少赤石脂末，及盐少许，和匀裹蛛，煅之为末，入轻粉一字，醋调成膏。临卧傅腋下，明早登厕，必泄下黑汁也。三因方。蜂蝎螫伤蜘蛛研汁涂之，并以生者安咬处吸其毒。（广利方）。蜈蚣咬伤同上。蛇虺咬伤蜘蛛捣烂傅之，甚效。一切恶疮蜘蛛晒研末，入轻粉，麻油涂之。（直指方）。

蜕壳

【主治】虫牙、牙疳。时珍。

【附方】旧一，新一。虫牙有孔蜘蛛壳一枚，绵裹塞之。（备急方）。牙疳出血蜘蛛壳为末，入胭脂、麝香少许，傅之。（直指方）。

网

【主治】喜忘，七月七日取置衣领中，勿令人知。别录。以缠疣赘，七日消落，有验。苏恭。疗疮毒，止金疮血出。炒黄研末，酒服，治吐血。时珍。出圣惠方。

【发明】【时珍曰】按侯延庆退斋雅闻录云：凡人卒暴吐血者，用大蜘蛛网搓成小团，米饮吞之，一服立止。此乃孙绍先所传方也。又酉阳杂俎云：裴旻山行，见蜘蛛垂丝如匹布，引弓射杀，断其丝数尺收之，部下有金疮者，剪方寸贴之，血立止也。观此，则蛛网盖止血之物也。

【附方】新四。积年诸疮蜘蛛膜贴之，数易。（千金方）。反花疮疾同上。肛门鼠痔蜘蛛丝缠之，即落。疣瘤初起柳树上花蜘蛛缠之，久则自消。（简便方）。

壁钱

（《拾遗》）

【释名】壁镜【时珍曰】皆以窠形命名也。

【集解】【藏器曰】壁钱虫似蜘蛛，作白幕如钱，贴墙壁间，北人呼为壁茧。【时珍曰】大如蜘蛛，而形扁斑色，八足而长，亦时蜕壳，其膜色光白如茧。或云其虫有毒，咬人至死。惟以桑柴灰煎取汁，调白矾末傅之，炒。

【气味】无毒。

【主治】鼻衄，及金疮出血不止，捻取虫汁，注鼻中及点疮上。亦疗五野鸡病下血。藏器。治大人小儿急疳，牙蚀腐臭，以壁虫同人中白等分烧研贴之。又主喉痹。时珍。出圣惠等方。

【附方】新一。喉痹乳蛾已死者复活。用墙上壁钱七个，内要活蛛二枚，捻作一处，以白矾七分一块化开，以壁钱惹矾烧存性，出火毒为末。竹管吹入，立时就好。忌热肉、硬物。

窠幕

【主治】小儿呕逆，取二七枚煮汁饮之。藏器。产后咳逆，三五日不止欲死者，取三五个煎汁呷之，良。

又止金疮、诸疮出血不止，及治疮口不敛，取茧频贴之。止虫牙痛。时珍。

【附方】新一。虫牙疼痛普济：以壁上白蟢窠四五个（剥去黑者），以铁刀烧出汗，将窠惹汗丸之，纳入牙中甚效。又以乳香入窠内烧存性，纳之亦效。一方：用墙上白蛛窠，包胡椒末塞耳，左痛塞右，右痛塞左，手掩住，侧卧，待额上有微汗，即愈。

蝎

（《开宝》）

【释名】蝍蝷音伊祁。主簿虫开宝。杜伯广雅。虿尾虫〔志曰〕段成式酉阳杂俎云：江南旧无蝎。开元初有主簿，以竹筒盛过江，至今往往有之，故俗称为主簿虫。〔时珍曰〕按唐史云：剑南本无蝎，有主簿将至，遂呼为主簿虫。又张揖广雅云：杜伯，蝎也。陆玑诗疏云：虿一名杜白，幽州人谓之蝎。观此，则主簿乃杜伯之讹，而后人遂傅会其说。许慎云：蝎，虿尾虫也。长尾为虿，短尾为蝎。葛洪云：蝎前为螫，后为虿。古语云：蜂、虿垂芒，其毒在尾。今入药有全用者，谓之全蝎；有用尾者，谓之蝎梢，其力尤紧。

【集解】〔志曰〕蝎出青州。形紧小者良。段成式云：鼠负虫巨者，多化为蝎。蝎子多负于背，子色白，才如稻粒。陈州古仓有蝎，形如钱，螫人必死。蜗能食之，先以迹规之，不复去也。〔宗奭曰〕今青州山中石下捕得，慢火逼之，或烈日中晒，至蝎渴时，食以青泥；既饱，以火逼杀之，故其色多赤，欲其体重而售之也。用者当去其土。〔颂曰〕今汴洛、河陕州郡皆有之。采无时，以火逼干死收之。陶隐居集验方言：蝎有雄雌：雄者螫人痛止在一处，用井泥傅之；雌者痛牵诸处、用瓦沟下泥傅之。皆可画地作十字取土，水服方寸匕，或在手足以冷水渍之，微暖即易。在身以水浸搨之，皆验。又有咒禁法，亦验。〔时珍曰〕蝎形如水黾，八足而长尾，有节色青。今捕者多以盐泥食之，入药去足焙用。古今录验云：被蝎螫者，但以木碗合之，神验不传之方也。

【气味】甘，辛，平，有毒。

【主治】诸风瘾疹，及中风半身不遂，口眼㖞斜，语涩，手足抽掣。开宝小儿惊痫风搐，大人痎疟，耳聋疝气，诸风疮，女人带下阴脱。时珍。

【发明】〔宗奭曰〕大人、小儿通用，惊风尤不可阙。〔颂曰〕古今治中风抽掣，及小儿惊搐方多用之。〔时珍曰〕蝎产于东方，色青属木，足厥阴经药也，故治厥阴诸病。诸风掉眩，搐掣，疟疾寒热，耳聋无闻，皆属厥阴风木。故东垣李杲云：凡疝气、带下，皆属于风。蝎乃治风要药，俱宜加而用之。

【附方】旧三，新二十。小儿脐风宣风散：治初生断脐后伤风湿，唇青口撮，出白沫，不乳。用全蝎二十一个，无灰酒涂炙为末，入麝香少许。每用金、银煎汤，调半字服之。（全幼心鉴）。小儿风痫取蝎五枚，以一大石榴割头剜空，纳蝎于中，以头盖之。纸筋和黄泥封裹，微火炙干，渐加火煅赤。候冷去泥，取中焦黑者细研。乳汁调半钱，灌之便定。儿稍大，以防风汤调服。（箧中方）。慢脾惊风小儿久病后，或吐泻后生惊，转成慢脾。用蝎梢一两为末，以石榴一枚剜空，填入盖定。坐文武火上，时时搅动，熬膏，取出放冷。每服一字，金、银、薄荷汤调下。本事方：治吐利后昏睡，欲生风痫，慢脾风症。全蝎、白术、麻黄（去节）等分为末。二岁以下一字，三岁以上半钱，薄荷汤下。天钓惊风翻眼向上。用干蝎（全者）一个（瓦炒好），朱砂三绿豆大，为末，饭丸绿豆大。外以朱砂少许，同酒化下一丸，顿愈。（圣惠方）。小儿胎惊蝎一枚，薄荷叶包，炙为末，入朱砂、麝香少许。麦门冬煎汤，调下一字，效。（汤氏宝书）。小儿惊风用蝎一个（头尾全者），以薄荷四叶裹定，火上炙焦，同研为末。分四服，白汤下。（经验方）。大人风涎即上方，作一服。风淫湿痹手足不举，筋节挛疼。先与通关，次以全蝎七个瓦炒，入麝香一字研匀，酒三盏，空心调服。如觉已透则止，未透再服。（直指方）。破伤中风普济：用干蝎、麝香各一分，为末。傅患处，令风速愈。圣惠：用干蝎（酒炒）、天麻各半两为末，以蟾酥二钱，汤化为糊和捣，丸绿豆大。每服一丸至二丸，豆淋酒下（甚者加至三丸），取汁。肾气冷痛圣惠：定痛丸：治肾脏虚，冷气攻脐腹，疼痛不可忍，及两胁疼痛。用干蝎七钱半焙为末，以酒及童便各三升，煎如稠膏，丸梧子大。每温酒下二十丸。又蚵蚾散：用蚵蚾三十枚，头足全者。掘一地坑，深、阔各五寸，用炭火五斤，烧赤，去火，淋醋一升入内。待渗干，匀排蚵蚾于坑底，碗盖一夜，取出。木香、萝卜子（炒）各一分，胡椒三十粒，槟榔、肉豆蔻一个，为末。每服一钱，热酒下。小肠疝气用紧小全蝎焙为末。每发时服一钱，入麝香半字，温酒调服。少顷再进。神效。肾虚耳聋十年者，二服可愈。小蝎四十九个，生姜（如蝎大）四十九片，同炒，姜干为度，研末，温酒服之。至一二更时，更进

本草纲目

水蛭

（《本经》下品）

【释名】蚑与蜞同。尔雅作蛭。至掌别录。大者名马蜞唐本。马蛭唐本。马蟥衍义。马鳖衍义〔时珍曰〕方音讹蛭为痴，故俗有水痴、草痴之称。

【集解】〔别录曰〕水蛭生雷泽池泽。五月、六月采，暴干。〔弘景曰〕处处河池有之。蚑有数种，以水中马蜞得啮人、腹中有血者，干之为佳。山蚑及诸小者，皆不堪用。〔恭曰〕有水蛭、草蛭、大者长尺许，并能咂牛、马、人血。今俗多取水中小者，用之大效，不必食人血满腹者。其草蛭在深山草上，人行即着胫股，不觉入于肉中，产育为害，山人自有疗法。别有石蛭生石上，泥蛭生泥中，二蛭头尖腰色赤。误食之，令人眼中如生烟，渐致枯损。〔时珍曰〕李石续博物志云：南方

本草纲目

水痴似鼻涕，闻人气闪闪而动，就人体成疮，惟以麝香、朱砂涂之即愈。此即草蛭也。

【修治】【保升曰】采得，以篾竹筒盛，待干，用米泔浸一夜，暴干，以冬猪脂煎令焦黄，然后用之。

【藏器曰】收干蛭，当展其身令长，腹中有子者去之。性最难死，虽以火炙，亦如鱼子烟熏经年，得水犹活也。【大明曰】此物极难修治，须细剉，以微火炒，色黄乃熟。不尔，入腹生子为害，啖啮脏血，肠痛黄瘦者。惟以田泥或擂黄土水饮数升，则必尽下出也。盖蛭在人腹，忽得土气而下尔。或以牛、羊热血一二升，同猪脂饮之，亦下也。

【气味】咸、苦，平，有毒。【别录曰】微寒，畏石灰、食盐。

【主治】逐恶血瘀血月闭，破血症积聚，无子，利水道。本经。堕胎。别录。治女子月闭，欲成血劳。药性。唾赤白游疹，及痈肿毒肿。藏器。治折伤坠扑畜血有功。寇宗奭。

【发明】【成无己曰】咸走血，苦胜血。水蛭之咸苦，以除畜血，乃肝经血分药，故能通肝经聚血。【弘景曰】按王食寒菹，见蛭吞之，果能去结积。虽曰阴祐，亦是物性兼然。【藏器曰】此物难死，故为楚王之病也。【时珍曰】按贾谊新书云：楚惠王食寒菹得蛭，恐监食当死，遂吞之，腹有疾而不能食。令尹曰：天道无亲，惟德是辅。王有仁德，病不为伤。王果病愈。此楚王吞蛭之事也。王充论衡亦云：蛭乃食血之虫，楚王殆有积血之病，故食蛭而病愈也。与陶说相符。

【附方】旧四，新六。漏血不止水蛭炒为末，酒服一钱，日二服，恶血消即愈。（千金方）。产后血运血结聚于胸中，或偏于少腹，或连子胁肋。用水蛭（炒）、虻虫（去翅、足，炒）、没药、麝香各一钱，为末，以四物汤调下。血下痛止，仍服四物汤。（保命集）。折伤疼痛水蛭，新瓦焙为细末，酒服二钱。

本草纲目

食顷作痛，可更一服。痛止，便将折骨药封，以物夹定，调理。（经验方）。跌扑损伤瘀血凝滞，心腹胀痛，大小便不通，气绝欲死。用红蛭（石灰炒黄）半两，大黄、牵牛头末各二两，为末。每服二钱，热酒调下。当下恶血，以尽为度。名夺命散。（济生方）。坠跌打击内伤神效方：水蛭、麝香各一两剉碎，烧令烟出，为末。酒服一钱，当下畜血。末止再服，其效如神。（古今录验方）。杖疮肿痛水蛭炒研，同朴硝等分，研末，水调傅之。（周密志雅堂杂抄）。赤白丹肿〔藏器曰〕以水蛭十余枚，令啮病处，取皮皱肉白为效。冬月无蛭，地中掘取，暖水养之令动。先净人皮肤，以竹筒盛蛭合之，须臾咬啮，血满自脱。更用饥者痛肿初起同上方法。刼染白须谈野翁方：用水蛭为极细末，以龟尿调，捻须梢，自行入根也。一用白乌骨鸡一只，杀血入瓶中，纳活水蛭数十于内，待化成水，以猪胆皮包指，蘸捻须梢，自黑入根也。普济：用大水蛭七枚为末，汞一两，以银三两作小盒盛之。用蚯蚓泥固济半指厚，深埋马粪中。四十九日取出，化为黑油。以鱼脬笼指，每蘸少许捻须上，其油自然倒行至根，变为黑色也。又黑须倒卷帘方：用大马蜞二三十条，竹筒装之，夜置露处受气。饿过七日，以鸡冠血磨京墨与食，过四五次，复阴干。将猪胫骨打断，放蜞入内，仍合定，铁线缠住，盐泥涂之。干时放地上，火煅五寸香，二次，退开三寸火，又五寸香，三次，再退远火，又五寸香，取出为末。将猪胆皮包指，承末搽须梢，即倒上也。

蚁

《纲目》

【释名】 玄驹亦作蚼。蚍蜉〔时珍曰〕蚁有君臣之义，故字从义。亦作螘。大者为蚍蜉，亦曰马蚁。

赤者名，飞者名螱。杨雄方言云：齐鲁之间谓之蚼蚁，梁益之间谓之玄蚼，幽燕谓之蚁蝼。夏小正云：十二月，玄蚼奔。谓蚁入蛰也。大蚁喜酣战，故有马驹之称；而崔豹古今注遂以蚁妖附会其说，谬矣。今不取。

【集解】〔时珍曰〕蚁处处有之。有大、小、黑、白、黄、赤数种，穴居卵生。其居有等，其行有队。能知雨候，春生冬蛰。壅土成封，曰蚁封，以及蚁垤、蚁蝼、蚁冢，壮其如封、垤、蝼、冢也。其卵名蚳（音迟），山人掘之，有至斗石者。古人食之，故内则、周官馈食之豆有蚳醢也。今惟南夷食之。刘恂岭表录异云：交广溪峒间酋长，多取蚁卵，淘净为酱，云味似肉酱，非尊贵不可得也。又云：岭南多蚁，其窠如薄絮囊。连带枝叶，彼人以布袋贮之，卖与养柑子者，以辟蠹虫。五今五行记云：后魏时，兖州有赤蚁与黑蚁斗，长六七步，广四寸，赤蚁断头死。则离骚所谓西方『赤蚁若象，玄蜂若壶』者，非寓言也。又按陈藏器言：岭南有独脚蚁，一足连树根下，止能动摇，不能脱去。亦一异者也。

蚁垤土　白蚁泥并见土部。

独脚蚁

【主治】疗肿疽毒，捣涂之。藏器。

【附录】白蚁〔时珍曰〕白蚁，即蚁之白者，一名螱，一名飞蚁。穴地而居，蠹木而食，因湿营土，大为物害。初生为蚁蟓，至夏遗卵，生翼而飞，则变黑色，寻亦陨死。性畏烰炭、桐油、竹鸡云。蟓音铅。

蛆

（《纲目》）

【释名】〔时珍曰〕蛆行趑趄，故谓之蛆。或云沮洳则生，亦通。

【集解】〔时珍曰〕蛆，蝇之子也。凡物败臭则生之。古法治酱生蛆，以草乌切片投之。张子和治痈疽疮疡生蛆，以木香槟榔散末傅之。李楼治烂痘生蛆，以嫩柳叶铺卧引出之。高武用猪肉片引出，以藜芦、贯众、白蔹为末，用真香油调傅之也。

【气味】寒，无毒。

【主治】粪中蛆：治小儿诸疳积疳疮，热病谵妄，毒痢作吐。

泥中蛆：治目赤，洗净晒研贴之。

马肉蛆：治针、箭入肉中，及取虫牙。

蛤蟆肉蛆：治小儿诸疳。并时珍。

【附方】新十。一切疳疾圣济总录：六月取粪坑中蛆淘浸，入竹筒中封之，待干研末。每服一二钱，

青腰虫

（《拾遗》）

【集解】〔藏器曰〕虫大如中蚁，赤色，腰中青黑，似狗獦，一尾而尖，有短翅能飞，春夏有之也。

【主治】有大毒。着人皮肉，肿起。剥人面皮，除印字至骨者亦尽。食恶疮息肉，杀癣虫。藏器。

蝇

（《纲目》）

【释名】〔时珍曰〕蝇飞营营，其声自呼，故名。

【集解】〔时珍曰〕蝇处处有之。夏出冬蛰，喜暖恶寒。苍者声雄壮，负金者声清括，青者粪能败物。

入麝香，米饮服之。又方：用蛆蜕，米泔逐日换浸五日，再以清水换浸三日，晒焙为末，入黄连末等分，每半两入麝香五分，以猯猪胆汁和，丸黍米大。每服三四十丸，米饮下，神效。小儿热疳尿如米泔，大便不调。粪蛆烧灰，杂物与食之。小儿癖积用粪中蛆洗浸，晒干为末，入甘草末少许，米糊丸梧子大。每服五七丸，米饮下，甚妙。总微论。小儿诸疳疳积及无辜疳，一服退热，二服烦渴止，三服泻痢住。用端午时取蛤蟆（金眼大腹，不跳不鸣者）槌死，置尿桶中，候生蛆食尽，取蛆入新布袋，悬长流水中三日，新瓦焙干，入麝香少许，为末。每空心以砂糖汤调服一钱。或粳米糊为丸，每米饮服二三十丸。（直指方）。齿鼻疳疮粪蛆（有尾者）烧灰一钱，褐衣灰五分，和匀。频吹，神效无比。热痢吐食因服热药而致者。用粪中蛆，流水洗净，晒干为末。每服一钱，米饮下。眼目赤瞎青泥中蛆淘净，阴干为末。（保命集）。利骨取牙普济：如神散：取牙。用每次用一钱散目上，须臾药行，待少时去药，赤瞎亦然。先以针拨动牙根，令患人仰卧合目，肥赤马肉一斤，入硇砂二两拌和，候生蛆，取日干为末。每一两入粉霜半钱，研匀。秘韫：利骨散：用白马脑上肉二斤，畔空虚；次以灯心蘸末少许点之，良久自落。用少许擦疼处，片时取之即落。一只食之。取粪阴干。每一钱，入硇砂一钱研匀。

巨者首如火，麻者茅根所化。蝇声在鼻，而足喜交。其蛆胎生。蛆入灰中蜕化为蝇，如蚕、蝎之化蛾也。蝇溺水死，得灰复活。故淮南子云：烂灰生蝇。古人憎之，多有辟法。一种小蟢蛛，专捕食之，谓之蝇虎者是也。

【主治】拳毛倒睫，以腊月蛰蝇干研为末，以鼻频嗅之，即愈。时珍。

【发明】〔时珍曰〕蝇古方未见用者，近时普济方载此法，云出海上名方也。

狗蝇

（《纲目》）

【集解】〔时珍曰〕狗蝇生狗身上，状如蝇，黄色能飞，坚皮利喙，啖咂狗血，冬月则藏狗耳中。

【气味】缺

【主治】痰疟不止，活取一枚，去翅、足，面裹为丸，衣以黄丹。发日早，米饮吞之，得吐即止。或以蜡丸酒服亦可。又擂酒服，治痘疮倒靥。时珍。

【发明】〔时珍曰〕狗蝇古方未见用者，近世医方大成载治疟方，齐东野语载托痘方，盖亦鼠负、牛虱之类耳。周密云：用燎括苍陈坡，老儒也。言其孙三岁时，发热七日痘出而倒靥，色黑，唇口冰冷，危证也。遍试诸药不效，因求卜。士曰：恰有药可起此疾，甚奇。因为经营少许，持归服之，移时即红润也。常恳求其方，乃用狗蝇七枚擂细，和醅酒少许调服尔。夫痘疮固是危事，然不可扰。大要在固脏气之外，任其自然尔。然或有变证，则不得不资于药也。

蛴螬

（《本经》中品）

【释名】蟦蛴音坟。本经蟹蛴音肥。别录乳齐弘景。地蚕郭璞。应条吴普〔时珍曰〕蛴螬、方言作蝤蠀，象其蠹物之声。或谓是齐人曹氏之子所化，盖谬说也。蟦、蟹，言其状肥也。乳齐，言其通乳也；别录作敦齐，误矣。

【集解】〔别录曰〕蛴螬生河内平泽，及人家积粪草中。取无时，反行者良。〔弘景曰〕大者如足大趾。以背滚行，乃快于脚。杂猪蹄作羹于乳母，不能别之。〔时珍曰〕其状如蚕而大，身短节促，足长有毛。生树根及粪土中者，外黄内黑；生旧茅屋上者，外白内黯。皆湿热之气熏蒸而化，宋齐丘所谓『燥湿相育，不母而生』是矣。久则羽化而去。

【正误】〔弘景曰〕诗云：领如蝤蛴。今以蛴字在上，恐倒尔。〔恭曰〕此虫一名蟦蛴。有在粪聚中，或在腐木中。其在腐柳中者，内外洁白；粪土中者，皮黄内黑黯。形色既异，土木又殊，当以木中者为胜。〔宗奭曰〕诸腐木根下多有之。构木津甘，故根下尤多。亦有生于粪土中者，虽肥大而腹中黑，不若木中者，虽瘦而稍白，研汁可用。〔敦曰〕蛴螬须使桑树、柏树中者妙。〔韩保升曰〕按尔雅注云：蟦，蛴螬，在粪土中。蝤蛴，蝎，蛣崛。又云：蝎，桑蠹。并木中蠹也。正与本经蟦蛴生积粪草中相合。

本草纲目

苏恭言当以木中者为胜，则此外恐非也。今诸朽树中者，通谓之蝎，莫知其主疗，惟桑树中者，近方用之。而有名未用、曾用未识类中，有桑蠹一条即此也。盖生产既殊，主疗亦别。虽有毒、无毒易见，而相使、相恶难知。且蝎不号蝤蛴，蟥不名蛣蝠，自当审之。〔藏器曰〕蝤蛴居粪土中，身短足长，背有毛筋。但从夏入秋，蜕而为蝉，飞空饮露，能鸣高洁。蜡蜣一名蝎，一名蠹，在朽木中食木心，穿木如锥刀。身长足短，口黑无毛，节慢。至春雨后化为天牛，两角如水牛，色黑，背有白点，上下缘木，飞腾不遥。出处既殊，形质又别，陶、苏乃混注之，盖千虑一失也。〔颂曰〕今医家与蓐妇下乳药用粪土中者，其效殊速，在木中，啮桑，似蜗牛长角，喜啮桑树者，为是也。

乃知苏恭之说不可据也。

【修治】〔敩曰〕凡收得后阴干，与糯米同炒，至米焦黑取出，去米及身上、口畔肉毛并黑尘了，作三四截，研粉用之。〔时珍曰〕诸方有干研及生取汁者，又不拘此例也。

【气味】咸，微温，有毒。〔别录曰〕微寒。〔之才曰〕䗪虫为之使，恶附子。

【主治】恶血血瘀，痹气破折，血在胁下坚满痛，月闭，目中淫肤，青翳、白膜。本经。疗吐血在胸腹不去，破骨踒折血结，金疮内塞，产后中寒，下乳汁。别录。取汁滴目，去翳障。主血止痛。药性。傅恶疮。日华。汁主赤白游疹，疹擦破涂之。藏器。取汁点喉痹，得下即开。苏颂。主唇紧口疮，丹疹，破伤风疮，竹木入肉，芒物眯目。时珍。

【发明】〔弘景曰〕同猪蹄作羹食，甚下乳汁。〔颂曰〕张仲景治杂病，大䗪虫丸方中用之，取其去胁下坚满也。〔时珍曰〕许学士本事方：治筋急养血，地黄丸中用之，取其治血瘀痹也。按陈氏经验方云：

蜣螂

（《本经》下品）

【释名】蜣螂音诘羌。推丸弘景。推车客纲目。黑牛儿同上。铁甲将军同上。夜游将军〔弘景曰〕庄子云：蜣螂之智，在于转丸。喜入粪土中取屎丸而推却之，故俗名推丸。〔时珍曰〕崔豹古今注谓之转丸、弄丸，俗呼推车客，皆取此义也。其虫深目高鼻，状如羌胡，背负黑甲，状如武士，故有蜣螂、将军之称。

【集解】〔别录曰〕蜣螂生长沙池泽。〔弘景曰〕其类有三四种，以大而鼻头扁者为真。〔韩保升曰〕

【附方】旧五，新四。小儿脐疮蜣螂研末傅之，不过数次。（千金方）。赤白口疮蜣螂研汁，频搽取效。（大观方）。痈疽痔漏蜣螂研末傅之，日一上。（子母秘录）。虎伤人疮蜣螂捣烂涂之，日上。（唐瑶经验方）。竹木入肉蜣螂捣涂之，立出。（肘后方）。麦芒入眼以新布覆目上，持生蜣螂从布上摩之，芒着布上出也。（千金方）。断酒不饮蜣螂研末，酒服，永不饮。（千金方）。

晋书：吴中书郎盛冲母王氏失明。婢取蜣螂蒸熟与食，王以为美。冲还知之，抱母恸哭，母目即开。与本草治目中青翳白膜、药性论汁滴目中去翳障之说相合。予尝以此治人得验，因录以传人。又按鲁伯嗣婴童百问云：张太尹传，治破伤风神效方：用蜣螂，将驼脊背捏住，待口中吐水，就取抹疮上，觉身麻汗出，无有不活者。子弟额上跌破，七日成风，依此治之，时间就愈。此又符疗跛折、傅恶疮、金疮内塞、主血止痛之说也。盖此药能行血分，散结滞，故能治已上诸病。

本草纲目

此类多种，所在有之。以鼻高目深者入药，名胡蜣螂。〔宗奭曰〕蜣螂有大、小二种：大者名胡蜣螂，身黑而光，腹翼下有小黄，子附母而飞，昼伏夜出，见灯光则来，宜入药用。小者身黑而暗，昼飞夜伏。狐并喜食之。小者不堪用，惟牛马胀结，以三十枚研水灌之，绝佳。〔时珍曰〕蜣螂以土包粪，转而成丸，雄曳雌推，置于坎中，覆之而去。数日有小蜣螂出，盖孚乳于中也。

【修治】〔别录曰〕五月五日采取蒸藏之，临用（去足）火炙。勿置水中，令人吐。

【气味】咸，寒，有毒。〔好古曰〕酸。〔之才曰〕畏羊角、羊肉、石膏。

【主治】小儿惊痫瘛疭，腹胀寒热，大人癫疾狂易。本经。手足端寒，肢满贲豚。捣丸塞下部，引痔虫出尽，永瘥。别录。治小儿疳蚀。药性。能堕胎，治痔恶。和干姜傅恶疮，出箭头。日华。烧末，和醋傅蜂瘘。藏器。去大肠风热。权度。治大小便不通，下痢赤白，脱肛，一切痔瘘疔肿，附骨疽疮，疬疡风，灸疮出血不止，鼻中息肉，小儿重舌。时珍。

【发明】〔时珍曰〕蜣螂乃手足阳明、足厥阴之药，故所主皆三经之病。总微论言：古方治小儿惊痫，蜣螂为第一。而后医未见用之，盖不知此义耳。〔颂曰〕箭镞入骨不可移者。杨氏家藏方。用巴豆微炒，同蜣螂捣涂。斯须痛定，必微痒，忍之。待极痒不可忍，乃撼动拔之立出。此方传于夏侯郓。郓初为阆州录事参军，有人额有箭痕，问之。云：从马侍中征田悦中箭，侍中与此药立出，后以生肌膏傅之乃愈。因以方付郓，云：凡诸疮皆可疗也。郓至洪州逆旅，主人妻患疮呻吟，用此立愈。翰苑丛记云：李定言：石藏用，近世良医也。有人承簦溜浣手，觉物入爪甲内，初若丝发，数日如线，伸缩不能，始悟其为龙伏藏也。乃叩藏用求治。藏用曰：方书无此，以意治之耳。末蜣螂涂指，庶免震厄。其人如其言，后因雷火绕身，急针挑之，果见一物跃出，亦不为灾。医说亦载此事。

【附方】旧七，新十六。小儿惊风不拘急慢。用蜣螂一枚杵烂，以水一小盏，于百沸汤中荡热，去滓饮之。小儿疳疾土裹蜣螂煨熟，与食之。（韩氏医通）。小儿重舌蜣螂烧末，唾和，傅舌上。（子母秘录）。膈气吐食用地牛儿二个，推屎虫一公一母，同入罐中，待虫食尽牛儿，以泥裹煨存性；用去白陈皮二钱，以巴豆同炒过，去豆，将陈皮及虫为末。每用一二分，吹入咽中。吐痰三四次，即愈。（孙氏集效方）。赤白下痢黑牛散：治赤血痢、噤口痢及泄泻。用黑牛儿（即蜣螂，一名铁甲将军）烧研。每服半钱，或一钱，烧酒调服（小儿以黄酒服），立效。（李延寿方）。大肠脱肛蜣螂烧存性，为末，入冰片研匀。掺肛上，托之即入。（医学集成）。大小便闭经月欲死者。本事：推车散：用推车客七个（男用头，女用身），土狗七个（男用身，女用头），新瓦焙，研末。用虎目树南向皮，煎汁调服。只一服即通。杨氏经验方：治大小便不通。六七月寻牛粪中大蜣螂十余枚，线穿阴干收之。临时取一个全者，放净砖上，四面以灰火烘干，当腰切断（如大便不通，用上截；小便不通，用下截），各为细末，取井华水服之（二便不通，全用）即解。大肠秘塞蜣螂（炒，去翅、足）为末，热酒服一钱。（圣惠方）。小便血淋蜣螂研水服。（鲍氏方）。小便转胞不通。用死蜣螂二枚烧末，井华水一盏调服。（千金方）。小便不通。用蜣螂一枚阴干，入冰片少许为细末，纸捻蘸末入孔内。渐渐生肉，药自退出，即愈。袖珍方：痔漏出水唐氏方：用蜣螂一枚焙干研末。先以矾汤洗过，贴之。一切漏疮不拘蜂瘘、鼠瘘。蜣螂烧末，醋和傅。（千金方）。附骨疽漏蜣螂七枚，同大麦捣傅。（刘涓子方）。一切恶疮及沙虱、水弩、恶疽。五月五日取蜣螂蒸过，阴干为末，油和傅之。（圣惠方）。疗肿恶疮杨柳上大乌壳硬虫（或地上新粪内及泥堆中者），生取，以蜜汤浸死，新瓦焙焦为末。先以烧过针拨开，好醋调，傅之。普济方。无名恶疮忽得不识者。用死蜣螂杵汁涂之。（广利方）。灸疮血出不止。用死蜣螂烧研，猪脂和涂。（千金方）。大赫疮疾急防毒气入心。先灸，后用干蜣螂为末，和盐水傅四围，如韭叶阔，日一上之。（肘后方）。鼻中瘜肉蜣螂十枚，纳青竹筒中，油纸密封，置厕坑内，四十九日取出晒干，入麝香少许，为末涂之，当化为水也。（圣惠方）。沙尘入目取生蜣螂一枚，以其背，于眼上影之，自出。（图经本草）。下部䘌虫痛痒脓血，旁生孔窍。蜣螂七枚（五月五日收者），新牛粪半两，肥羊肉一两（炒黄），同捣成膏，丸莲子大，炙热，绵裹纳肛中。半日即大便中虫出，三度永瘥。（董炳集验方）。

心

【主治】疗疮（颂曰）按刘禹锡纂柳州救三死方云：元和十一年得疗疮，凡十四日益笃，善药博之莫效。长乐贾方伯教用蜣螂心，一夕百苦皆已。明年正月食羊肉，又大作，再用如神验。其法：用蜣螂心，在腹下度取之，其肉稍白是也。贴疮半日许，再易，血尽根出即愈。蜣螂畏羊肉，故食之即发。其法盖出葛洪肘后方。

转丸见土部。

【附录】天社虫〔别录有名未用曰〕味甘，无毒。主绝孕，益气。虫状如犬，大腰，食草木叶，三月采。

〔时珍曰〕按张揖广雅云：天社，蜣螂也。与此不知是一类否？

天牛

（《纲目》）

【释名】天水牛纲目。八角儿同上。一角者名独角仙〔时珍曰〕此虫有如黑角如八字，似水牛角，故名。亦有一角者。

【集解】藏器曰蛴螬云蝎蠹，在朽木中，食木心，穿如锥刀，口黑，身长足短，节慢无毛。至春雨后化为天牛，两角状如水牛（亦有一角者），色黑，背有白点，上下缘木，飞腾不远。〔时珍曰〕天牛处处有之。大如蝉，黑甲光如漆，甲上有黄白点，甲下有翅能飞。目前有二黑角甚长，前向如水牛角，能动。其喙黑而扁，如钳甚利，亦似蜈蚣喙。六足在腹，乃诸树蠹虫所化也。夏月有之，出则主雨。按尔雅：蠰，啮桑也。郭璞注云：状似天牛长角，体有白点，善啮桑树，作孔藏之，江东呼为啮发。此以天牛、啮桑为二物也。而苏东坡天水牛诗云：两角徒自长，空飞不服箱。为牛竟何益，利吻穴枯桑。此则谓天牛即啮桑也。大抵在桑树者，即为啮桑尔。一角者，名独角仙。入药，并去甲、翅、角、足用。

【气味】有毒。

【主治】疟疾寒热，小儿急惊风，及疔肿箭镞入肉，去痣靥。时珍。

【发明】〔时珍曰〕天牛、独角仙，本草不载。宋、金以来，方家时用之。圣惠治小儿急惊风吹鼻定命丹，宣明方点身面痣靥芙蓉膏中，俱用独角仙，盖亦毒物也。药多不录。蝎化天牛有毒，蛴螬化蝉无毒，又可见蛴螬与蝎之性味良恶也。

【附方】新三。疔肿恶毒透骨膏：用八角儿（杨柳上者，阴干去壳）四个（如冬月无此，用其窠代之），

本草纲目

蟾酥半钱，巴豆仁一个，粉霜、雄黄、麝香少许。先以八角儿研如泥，入熔化黄蜡少许，同众药末和作膏子，密收。每以针刺疮头破出血，用榆条送膏子（麦粒大）入疮中，以雀粪二个放疮口。疮回即止，不必再用也。忌冷水。如针破无血，系是着骨疔。即男左女右中指甲末，刺出血糊药。又无血，即刺足大拇血糊药。如都无血，必难医也。

箭镞入肉用天水牛（取一角者），小瓶盛之，入硇砂一钱，同水数滴在内。待自然化水，取滴伤处，即出也。

寒热疟疾发渴，往来不定。腊猪膏二两，独角仙一枚，独头蒜一个，楼葱一握，五月五日三家粽尖。于五月五日五更时，净处露头赤脚，舌拄上颚，回面向北，捣一千杵，丸皂子大。每以新绵裹一丸，系臂上，男左女右。（圣惠方）。

【附录】飞生虫拾遗【藏器曰】状如蝙蝠，头上有角。其角无毒，主难产，烧末水服少许，亦可执之。

〔时珍曰〕此亦天牛别类也。与鼯鼠同功，故亦名飞生。

蠦蚁

（《本经》下品）

【释名】蠦蚁本经。螷天蠦本经。音斛。本经蠦蜩月令仙姑古今注石鼠古今注梧鼠荀子土狗俗名。〔时珍曰〕周礼注云：蠦，臭也。此虫气臭，故得蠦名。曰姑，曰婆，曰娘子，皆称虫之名。蠦蚁同蝉名，蠦蜩同蛙名，石鼠同硕鼠名，梧鼠同飞生名，皆名同物异也。

【集解】〔别录曰〕蠦蚁生东城平泽。夜出者良。夏至取，暴干。〔弘景曰〕此物颇协鬼神。昔人狱中得其力，今人夜见多打杀之，言为鬼所使也。〔颂曰〕今处处有之。穴地粪壤中而生，夜则出外求食。

荀子所谓梧鼠五技而穷，蔡邕所谓硕鼠五能不成一技者，皆指此也。魏诗硕鼠乃大鼠，与此同名而技不穷，固不同耳。五技者：能飞不能过屋，能缘不能穷木，能游不能度谷，能穴不能掩身，能走不能免人。〔宗奭曰〕此虫立夏后至夜则鸣，声如蚯蚓，月令『蝼蝈鸣』者是矣。〔时珍曰〕蝼蛄穴土而居，有短翅四足。雄者善鸣而飞，雌者腹大羽小，不善飞翔。吸风食土，喜就灯光。入药用雄。或去用火烧地赤，置蝼于上，任其跳死，覆者雄，仰者雌也。类从云：磨铁致蛣，汗鞌引兔。物相感也。

【气味】咸，寒，无毒。〔日华曰〕凉，有毒。去翅、足，炒用。

【主治】产难，出肉中刺，溃痈肿，下哽噎，解毒，除恶疮。本经。水肿，头面肿。日华。利大小便，通石淋，治瘰疬骨哽。时珍。治口疮甚效。震亨。

【发明】〔弘景曰〕自腰以前甚涩，能止大小便，自腰以后甚利，能下大小便。〔朱震亨曰〕蝼蛄治水甚效，但其性急，虚人戒之。〔颂曰〕今方家治石淋导水，用蝼蛄七枚，盐二两，新瓦上铺盖焙干，研末。每温酒服一钱匕，即愈也。

【附方】旧一，新二十。十种水病肿满喘促不得卧。圣惠方：以蝼蛄五枚，焙干为末。食前白汤服一钱，小便利为效。杨氏：加甘遂末一钱，商陆汁一匙，取下水为效。忌盐百日。小便秘者。圣惠：用蝼蛄下截焙研，水服半钱，立通。保命集：用蝼蛄一个，葡萄心七个，同研，露一夜，日干研末，酒服。乾坤秘韫：用端午日取蝼蛄阴干，分头、尾焙收。治上身用头末七个，治中用腹末七个，治下用尾末七个，食前酒服。大腹水病肘后：用蝼蛄炙熟，日食十个。普济：半边散：治水病。用大戟、芫花、甘遂、大黄各三钱，为末。以土狗七枚（五月能飞者），捣葱铺新瓦上焙之，待干去翅、足，每个剪作两半边，分左右记收。欲退左

本草纲目

即以左边七片焙研，入前末二钱，以淡竹叶、天门冬煎汤，五更调服。候左退三日后，服右边如前法。嗌鼻消水面浮甚者：用土狗一个，轻粉二分半，为末。每嗜少许入鼻内，黄水出尽为妙。（杨氏家藏方）。石淋作痛方见发明下。小便不通葛洪方：用大蝼蛄二枚，取小体，以水一升渍饮，须臾即通。寿域方：用土狗下截焙研，生研亦可。谈野翁方：加车前草，同捣汁服。唐氏经验方：用土狗后截，和麝捣，纳脐中，缚定，即通。医方摘要：用土狗一个炙研，入冰片、麝香少许，翎管吹入茎内。大小便闭经月欲死普济方：用土狗、推车客各七枚，并男用头，女用身，瓦焙焦为末。以向南樗皮煎汁饮，一服神效。胞衣不下困极腹胀则杀人。蝼蛄一枚，水二十沸，灌入，下喉即出也。（延年方）。脐风出汁蝼蛄、甘草等分，并炙为末，傅之。（总录）。牙齿疼痛土狗一个，旧糟裹定，湿纸包，煨焦，去糟研末，傅之立止。（本事方）。紧唇裂痛蝼蛄烧灰，傅之。（千金方）。塞耳治聋蝼蛄五钱，穿山甲（炮）五钱，麝香少许，为末，葱汁和丸，塞之。外用嗜鼻药，即通。（普济方）。颈项瘰疬用带壳蝼蛄七枚生取肉，入丁香七粒于壳烧过，与肉同研，用纸花贴之。（救急方）。箭镞入肉以蝼蛄杵汁滴上，三五度自出。（千金方）。针刺不出同上误吞钩线蝼蛄去身，吞其头数枚。勿令本人知。（圣惠方）。

萤火

（《本经》下品）

【释名】夜光本经。熠耀音煜跃，即炤音照。夜照　景天　救火　据火　挟火并吴普宵烛古今注丹鸟

〔宗奭曰〕萤常在大暑前后飞出，是得大火之气而化，故明照如此。〔时珍曰〕萤从荧省。荧，小火也，

会意。豳风：熠耀宵行。宵行乃虫名，熠耀其光也。诗注及本草，皆误以熠耀为萤名矣。

【集解】〔别录曰〕萤火生阶地池泽。七月七日取，阴干。〔弘景曰〕此是腐草及烂竹根所化。初时如蛹，腹下已有光，数日变而能飞。方术家捕置酒中令死，乃干之。俗用亦稀。〔时珍曰〕萤有三种：一种小而宵飞，腹下光明，乃茅根所化也，吕氏月令所谓『腐草化为萤』者是也；一种长如蛆蠋，尾后有光，无翼不飞，乃竹根所化也，一名蠲，俗名萤蛆，明堂月令所谓『腐草化为蠲』者是也，其名宵行，茅竹之根，夜视有光，复感湿热之气，遂变化成形尔；一种水萤，居水中，唐李子卿水萤赋所谓『彼何为而化草，此何为而居泉』是也。入药用飞萤。

【气味】辛，微温，无毒。

【主治】明目。本经。疗青盲。甄权。小儿火疮伤，热气蛊毒鬼疰，通神精。别录。

【发明】〔时珍曰〕萤火能辟邪明目，盖取其照幽夜明之义耳。神仙感应篇，载务成萤火丸事迹甚详；而庞安常总病论，亦极言其效验。云：曾试用之，一家五十余口俱染疫病，惟四人带此者不病也。许叔微伤寒歌亦称之。予亦恒欲试之，因循未暇耳。庞翁为苏、黄器重友，想不虚言。神仙感应篇云：务成子萤火丸，主辟疾病，恶气百鬼，虎狼蛇虺，蜂虿诸毒，五兵白刃，盗贼凶害。昔汉冠军将军武威太守刘子南，从道士尹公受得此方。永平十二年，于北界与虏战败绩，士卒略尽。子南被围，矢下如雨，未至子南马数尺，矢辄坠地。虏以为神，乃解去。子南以方教子弟，为将皆未尝被伤也。汉末青牛道士得之，以传安定皇甫隆，隆以传魏武帝，乃稍有人得之。故一名冠将丸，又名武威丸。用萤火、鬼箭羽、蒺藜各一两，雄黄、雌黄各二两，羖羊角锻灶灰各一两半，矾石（火烧二两，铁锤柄入铁处烧焦一两半），俱为末。以鸡子黄、丹

本草纲目

雄鸡冠一具和捣千下，丸如杏仁。作三角绛囊盛五丸，带于左臂上（从军系腰中，居家挂户上），甚辟盗贼也。

【附方】新二。黑发七月七日夜，取萤火虫二七枚，捻发自黑也。（便民图纂方）。明目劳伤肝气目暗方：用萤火二七枚，纳大鲤鱼胆中，阴干百日为末。每点少许，极妙。一方用白犬胆。（圣惠方）

蝌蚪

（《拾遗》）

【释名】活师山海经。活东尔雅。玄鱼古今注悬针同上水仙子。俗名蛤蟆台〔时珍曰〕蝌斗，一作蛞斗（音阔）。按罗愿尔雅翼云：其状如鱼，其尾如针，又并其头、尾观之，有似斗形。故有诸名。玄鱼言其色，悬针状其尾也。

【集解】〔藏器曰〕活师即蛤蟆儿，生水中，有尾如鮻鱼，渐大则脚生尾脱。〔时珍曰〕蝌斗生水中，蛤蟆、青蛙之子也。二三月蛙、蟆曳肠于水际草上，缠缴如索，日见黑点渐深，至春水时，鸣以聒之，则蝌斗皆出，谓之聒子，所谓『蛤蟆声抱』是矣。蝌斗状如河豚，头圆，身上青黑色，始出有尾无足，稍大则足生尾脱。陆农师云：月大尽则先生前两足，小尽则先生后两足。崔豹云『闻雷尾脱』，亦未必然。

【主治】火飙热疮及疥疮，并捣碎傅之。又染髭发，取青胡桃子上皮，和捣为泥染之，一染不变也。藏器。

【发明】〔时珍曰〕俚俗三月三日，皆取小蝌斗以水吞之，云不生疮，亦解毒治疮之意也。按危氏得效方：染髭发，用蝌斗、黑桑椹各半斤，瓶密封，悬屋东百日化泥，取涂须发，永黑如漆也。又峋嵝神书云：三月三日，取蝌斗一合阴干，候椹熟时取汁一升浸，埋东壁下，百日取出，其色如漆。以涂髭发，永不白也。

卵

【主治】明目。藏器。

蜈蚣

（《本经》下品）

【释名】蒺藜尔雅。蝍蛆尔雅。天龙〔弘景曰〕庄子：蝍蛆甘带。淮南子云：螣蛇游雾而殆于蝍蛆。蝍蛆，蜈蚣也，性能制蛇。见大蛇，便缘上唼其脑。〔恭曰〕山东人呼蜘蛛一名蝍蛆，亦能制蛇，而蜘蛛条无制蛇之说。庄子、淮南并谓蜈蚣也。〔颂曰〕按尔雅：蒺藜，蝍蛆也。郭注云：似蝗而大腹长角，能食蛇脑。乃别似一物。〔时珍曰〕按张揖广雅及淮南子注，皆谓蝍蛆为蜈蚣，与郭说异。许慎以蝍蛆为蟋蟀，能制蛇；又以蝍蛆为马蚿，因马蚿有蛆蟝之名，并误矣。

【集解】〔别录曰〕蜈蚣生大吴川谷及江南。头、足赤者良。〔弘景曰〕今赤足者，多出京口、长山、高丽山、茅山，于腐烂积草处得之，勿令伤，暴干。黄足者甚多而不堪用，人以火炙令赤当之，非真也。〔蜀图曰〕生山南川谷，及出襄、邓、随、唐等州土石间，人家屋壁中亦有。形似马陆，身扁而长。黑头赤足者良。七八月采之。〔宗奭曰〕蜈蚣背光，黑绿色，足赤腹黄。有被毒者，以乌鸡屎，或大蒜涂之，效。性畏蛞蝓，不敢过所行之路，触其身即死，故蛞蝓能治蜈蚣毒。

本草纲目

〔时珍曰〕蜈蚣西南处处有之。春出冬蛰，节节有足，双须歧尾。性畏蜘蛛，以溺射之，即断烂也。南方有极大者，而本草失载。按段成式酉阳杂俎云：绥定县蜈蚣，大者能以气吸蛇及蝎蜥，相去三四尺，骨肉自消。沈怀远南越志云：南方晋安有山出蜈蚣，大者长丈余，能啖牛。俚人然炬遂得以皮鞔鼓，肉曝为脯。美于牛肉。葛洪遐观赋云：南方蜈蚣大者长百步，头如车箱，肉白如瓠，越人争买为羹炙。张耒明道杂志云：峤南蜈蚣大者二三尺，螫人至死。惟见托胎虫，则局缩不敢行。虫乃登首，陷其脑而食之。故被蜈蚣伤者，捣虫涂之，痛立止也。珍按：托胎虫即蛣蜣也。蜈蚣能制龙、蛇、蝎蜥，而畏蛤蟆、蛣蜣、蜘蛛，亦庄子所谓物畏其天，阴符经所谓禽之制在气也。

【修治】〔斅曰〕凡使勿用千足虫，真相似，只是头上有白肉，面并嘴尖。若误用，并把着，腥臭气入顶，能致死也。凡治蜈蚣，先以蜈蚣木末（或柳蛀末）于土器中炒，令木末焦黑，去木末，以竹刀刮去足、甲用。〔时珍曰〕蜈蚣木不知是何木也。今人惟以火炙去头、足用，或去尾、足，以薄荷叶火煨用之。

【气味】辛，温，有毒。〔时珍曰〕畏蛣蜣、蜘蛛、鸡屎、桑皮、白盐。

【主治】鬼疰蛊毒，啖诸蛇、虫、鱼毒，杀鬼物老精温疟，去三虫。本经。疗心腹寒热积聚，堕胎，去恶血。别录。治癥癖。日华。小儿惊痫风搐，脐风口噤，丹毒秃疮瘰疬，便毒痔漏，蛇瘕蛇瘴蛇伤。时珍。

【发明】〔颂曰〕本经云『疗鬼疰』，故胡洽方治尸疰、恶气、痰嗽诸方多用之。今医家治小儿口噤不开，不能乳者，以赤足蜈蚣去足炙研，用猪乳二合调半钱，分三四服，温灌之，有效。〔时珍曰〕盖行而疾者，惟风与蛇。蜈蚣能制蛇，故亦能截风，盖厥阴经药也。故所主诸证，多属厥阴。按杨士瀛直指方云：

蜈蚣有毒，惟风气暴烈者可以当之。风气暴烈，非蜈蚣能截能擒，亦不易止，但贵药病相当耳。设或过剂，以蚯蚓、桑皮解之。又云：瘭疮一名蛇瘭，蛮烟瘴雨之乡，多毒蛇气。人有不伏水土风气而感触之者，数月以还，必发蛇瘭。惟赤足蜈蚣最能伏蛇为上药，白芷次之。又圣济总录云：岭南朴蛇瘴，一名锁喉瘴，项大肿痛连喉。用赤足蜈蚣一二节研细，水下即愈。据此，则蜈蚣之治蛇蛊、蛇毒、蛇瘢、蛇伤诸病，皆此意也。然蜈蚣又治痔漏、便毒、丹毒等病，并陆羽茶经载枕中方治瘰疬一法，则蜈蚣自能除风攻毒，不独治蛇毒而已也。

【附方】旧五，新十三。小儿撮口但看舌上有疮如粟米大是也。以蜈蚣汁刮破指甲研傅两头肉，即愈。如无生者，干者亦可。（子母秘录）。小儿急惊万金散：蜈蚣一条全者，去足，炙为末，丹砂、轻粉等分研匀，阴阳乳汁和，丸绿豆大。每岁一丸，乳汁下。（圣惠方）。天吊惊风目久不下，眼见白睛，及角弓反张，声不出者，双金散主之。用大蜈蚣一条去头足，酥炙，用竹刀批开，记定左右，又以麝香一钱，亦分左右各记明，研末包定。每用左边者吹左鼻，右边者吹右鼻，各少许，不可过多。若眼未下，再吹些须，眼下乃止。（直指）。破伤中风欲死。圣惠：用蜈蚣研末擦牙，追去涎沫，立瘥。儒门事亲：用蜈蚣头、乌头尖、附子底、蝎梢等分为末。每用一字或半字，热酒灌之，仍贴疮上，取汗愈。口眼㖞斜口内麻木者。用蜈蚣三条，一蜜炙，一酒浸，一纸裹煨，并去头足；天南星一个，切作四片，一蜜炙，一酒浸，一纸裹煨，一生用；半夏、白芷各五钱，通为末，入麝少许。每服一钱，热酒调下，日一服。（通变要法）。腹内蛇癥误食菜中蛇精，成蛇瘕，腹内常饥，食物即吐，以赤足蜈蚣一条炙，研末，酒服。（卫生易简方）。蝮蛇螫伤蜈蚣研末傅之。抱朴子射工毒疮大蜈蚣一枚，炙研，和酥傅之。（千金方）。天蛇

本草纲目

头疮生手指头上。用蜈蚣一条,烧烟熏二三次即愈。或为末,猪胆汁调,涂之。奇效。丹毒瘤肿用蜈蚣一条,白矾一皂子大,雷丸一个,百部二钱,研末,醋调傅之。(本草衍义)。瘰疬溃疮荼,蜈蚣二味,炙至香熟,捣筛为末。先以甘草汤洗净,傅之。枕中方。聤耳出脓蜈蚣末,吹之。(鲍氏方)。小儿秃疮大蜈蚣一条,盐一分,入油内浸七日。取油搽之,极效。(海上方)。便毒初起黄脚蜈蚣一条,瓦焙存性,为末。酒调服,取汗即散。(济生秘览)。痔疮疼痛直指:用赤足蜈蚣焙为末,入片脑少许,唾调敷之。孙氏集效:用蜈蚣三四条,香油煮一二沸,浸之,再入五倍子末二三钱,瓶收密封。如遇痛不可忍,点上油,即时痛止。大效。腹大如箕用蜈蚣三五条,酒炙研末。每服一钱,以鸡子二个,打开入末在内,搅匀纸糊,沸汤煮熟食之。日一服,连进三服瘳。活人心统。脚肚转筋蜈蚣烧,猪脂和敷。(肘后方)。女人趾疮甲内恶肉突出不愈。蜈蚣一条,焙研敷之。外以南星末,醋和傅四围。(医方摘要)。

蚯蚓

(本经下品)

【释名】蠖蟺音顷引。胸朐音蠢闰。坚蚕音遣忝。蜿蟺音阮善。曲蟺、土蟺纲目。土龙别录。地龙子药性。寒蚓、附蚓吴普。歌女〔时珍曰〕蚓之行也,引而后申,其蝼如丘,故名蚯蚓。尔雅谓之蠖蟺,巴人谓之朐朐,皆方音之转也。玺蟺、曲蟺,象其状也。东方虬赋云:乍透迤而鳝曲,或宛转而蛇行。任性行止,谓之胸朐,是矣。术家言蚓可兴云,又知阴晴,故有土龙、龙子之名。其鸣长吟,故曰歌女。〔大明曰〕击物便曲。路上踏杀者,名千人踏,入药更良。

【集解】[别录曰]白颈蚯蚓，生平土。三月取，暴干。[弘景曰]入药用白颈，是其老者。取得去土盐之，日暴须臾成水，道术多用。其屎呼为蚓蝼（亦曰六一泥），以其食细泥，无沙石，入合丹泥釜用。[时珍曰]今处处平泽膏壤地中有之。孟夏始出，仲冬蛰结。雨则先出，晴则夜鸣。或云结时能化为百合也。与蛩螽同穴为雌雄。故郭璞赞云：蚯蚓土精，无心之虫。交不以分，淫于蛩螽。是矣。今小儿阴肿，多以为此物所吹。经验方云：蚯蚓咬人，形如大风，眉须皆落，惟以石灰水浸之良。崇宁末年，陇州兵士暑月跣足，夕蚯蚓鸣于体中。有僧教以盐汤浸之，数遍遂瘥。[宗奭曰]此物有毒。昔浙江将军张韶病此，每为蚯蚓所中，遂不救。后数日，又有人被其毒。或教以盐汤浸之，并饮一杯，乃愈也。

【修治】[弘景曰]若服干蚓，须熬作屑。[敩曰]凡收得，用糯米泔浸一夜，漉出，以无灰酒浸一日，焙干切。每一两，以蜀椒、糯米各二钱半同熬，至米熟，拣出用。[时珍曰]入药有为末，或化水，或烧灰者，各随方法。

白颈蚯蚓

【气味】咸，寒，无毒。[权曰]有小毒。[之才曰]畏葱、盐。

【主治】蛇瘕，去三虫伏尸，鬼疰蛊毒，杀长虫。本经。化为水，疗伤寒，伏热狂谬，大腹黄疸。别录。温病，大热狂言，饮汁皆瘥。炒作屑，去蛔虫。去泥，盐化为水，主天行诸热，小儿热病癫痫，涂丹毒，傅漆疮。藏器。葱化为汁，疗耳聋。苏恭。治中风、痫疾、喉痹。日华。解射罔毒。蜀本。炒为末，主蛇伤毒。药性。治脚风。苏颂。主伤寒疟疾，大热狂烦，及大人、小儿小便不通，急慢惊风，历节风痛，肾脏风注，头风齿痛，风热赤眼，木舌喉痹，鼻息聤耳，秃疮瘰疬，卵肿脱肛，解蜘蛛毒，疗蚰蜒入耳。时珍。

本草纲目

【发明】〔弘景曰〕干蚓熬作屑,去蛔虫甚有效。〔宗奭曰〕肾脏风下注病,不可阙也。〔颂曰〕脚风药必须此物为使,然亦有毒。有人因脚病药中用此,果得奇效,病愈服之不辍,至二十余日,觉躁愤,但欲饮水不已,遂致委顿。大抵攻病用毒药,中病即当止也。〔震亨曰〕蚯蚓属土,有水与木,大解热毒,行湿病。〔时珍曰〕蚓在物应土德,在星禽为轸水。上食槁壤。下饮黄泉,故其性寒而下行。性寒故能解诸热疾,下行故能利小便、治足疾而通经络也。术家云『蚓血能柔弓弩』,恐亦迂言尔。诸家言服之多毒,而郭义恭广志云『闽越山蛮啖蚯蚓为馐』,岂地与人有不同欤?

【附方】旧九,新三十四。伤寒热结六七日狂乱,见鬼欲走。以大蚓半斤去泥,用人溺煮汁饮。或生绞汁亦可。(肘后方)。阳毒结胸按之极痛,或通而复结,喘促,大躁狂乱。取生地龙四条洗净,研如泥,入生姜汁少许,蜜一匙,薄荷汁少许,新汲水调服。若热炽者,加片脑少许。即与揉心下,片时自然汗出而解。不应,再服一次。神效。(伤寒蕴要)。诸疟烦热太躁。用上方服之甚效。亦治瘴疟。(直指方)。小便不通蚯蚓捣烂浸水,滤取浓汁,半碗服,立通。(斗门方)。老人尿闭白颈蚯蚓、茴香等分杵汁,饮之即愈。(朱氏集验方)。小儿尿闭乃热结也。用大地龙数条去泥,入蜜少许,研傅茎卵,仍烧蚕蜕纸、朱砂、龙脑、麝香同研少许,以麦门冬、灯心煎汤调服。(全幼方)。小儿急惊五福丸:用生蚯蚓一条研烂,入五福化毒丹一丸同研,以薄荷汤少许化下。普济方云:梁国材言扬州进士李彦直家,专货此药,一服千金,以糊十口。梁传其方,亲试屡验,不可不笔于册,以救婴儿。惊风闷乱乳香丸:治小儿慢惊风,心神闷乱,烦懊,筋脉拘急,胃虚虫动,反折啼叫。用乳香半钱,胡粉一钱,研匀,以白颈蚯蚓(生,捏去土)捣烂和,丸麻子大。每服七丸至十五丸,葱白煎汤下。(普济方)。慢惊虚风用平正附子去皮脐,生研为末,以白颈蚯蚓于末内滚之，候定，刮蚓上附末，丸黄米大。每服十丸，米饮下。（百一方）。急慢惊风五月五日取蚯蚓，竹刀截作两段，急跳者作一处，慢跳者作一处，各研烂，入朱砂末和作丸，记明急慢惊风用急跳者，慢惊用慢跳者。每服五七丸，薄荷汤下。（应验方）。小儿卵肿用地龙连土为末，津调傅之。（钱氏方）。劳复卵肿或缩入腹，腹中绞痛，身体重，头不能举，小腹急热，拘急欲死。用蚯蚓二十四枚，水五升，煮取三升，顿服取汗。或以蚯蚓数升绞汁服之，并良。（肘后方）。手足肿痛欲断，取蚓三升，以水五升，绞汁二升半，服之。（肘后方）。代指疼痛蚯蚓杵，傅之。（圣惠方）。风热头痛蚯蚓龙珠丸：用五月五日夏饼、赤茯苓等分为末。每服一字至半钱，生姜、荆芥汤下。（总录）。偏正头痛取蚯蚓，和脑、麝杵，丸梧子大。每以一丸纳鼻中，随左右。先涂姜汁在鼻，立愈。（普济方）。风虫牙痛盐化不可忍者。圣惠：龙香散：用地龙（去土，焙）、乳香等分为末。每服一捻，香炉上慢火烧之，以纸筒引烟入鼻熏之。口噙冷水，澹寮方：加人指甲等分，云徐介翁方也。每以一字作纸捻，灯上烧烟，以鼻嗅之。牙齿有涎吐去。仍以好茶一盏点呷，即愈。风赤眼痛地龙十条炙为末，茶服三钱。（圣惠方）。牙齿地龙水，和面纳齿上，又以皂荚去皮，研末涂上，虫即出。又同玄胡索、荜茇末塞耳。（普济方）。牙齿裂痛死曲蟺为末，傅之即止。（千金翼）。齿缝出血不止。用地龙末、枯矾各一钱，麝香少许研匀，擦之。（圣惠方）。牙齿动摇及外物伤动欲落，诸药不效者。干地龙（炒）、五倍子（炒）等分为末。先以生姜揩牙，后傅擦之。御药院方。木舌肿满不治杀人。蚯蚓一条，着盐化水，以盐化水涂之，良久渐消。（圣惠方）。喉痹塞口喉卒肿不下食。地龙十四条，捣涂喉外，又以一条，入蜜少许，服之。（圣惠方）。咽喉普济：用韭地红小蚯蚓数条，醋擂取食之，即吐出痰血二三碗，神效。圣惠用地龙一条研烂，以鸡子白搅和，

本草纲目

灌入即通。鼻中息肉地龙炒一分，牙皂一挺，为末。蜜调涂之，清水滴尽即除。（圣惠方）。耳卒聋闭蚯蚓入盐，安葱内，化水点之，立效。（胜金方）。聤耳出脓生地龙、釜上墨、生猪脂等分，研匀，葱汁和，捻作挺子，绵裹塞之。圣惠方：用地龙为末，吹之。耳中耵聍干结不出。用白蚯蚓入葱叶中化为水，滴耳令满。不过数度，即易挑出。蚰蜒入耳地龙为末，入葱内，化水点入，则蚰蜒亦化为水。（圣惠方）。白秃头疮干地龙为末，麻油调搽。（普济方）。瘰疬溃烂流串者。用荆芥根下段，煎汤温洗。良久着疮破紫黑处，以针刺去血，再洗三四次。用韭菜地上蚯蚓一把，五更时收取，炭火上烧红为末。每一匙，入乳香、没药、轻粉各半钱，穿山甲九片，炙为末，油调傅之，如神。此武进朱守仁所传有验方。（保命集）。龙缠疮毒水缸底蚯蚓一条，连泥捣傅，即愈。蜘蛛咬疮遍身皆有。以葱一枚去尖头，将蚯蚓入叶中，紧捏两头，勿令泄气，频摇动，即化为水，以点咬处。甚效。（谭氏小儿方）。阳证脱肛以荆芥、生姜煎汤洗之，以用地龙（蟠如钱样者，去土）一两，朴消二钱，为末，油调傅之。（全幼心鉴）。中蛊下血如烂肝者：蚯蚓十四枚，苦酒三升渍至蚓死，服水。已死者皆可活。（肘后方）。痔风痛痒白颈蚯蚓去土，以枣肉同捣，丸梧子大。每美酒下六十丸。忌姜、蒜。活人心统对口毒疮已溃出脓。取韭地白颈蚯蚓捣细，凉水调傅，日换三四次。（扶寿精方）。耳聋气闭蚯蚓、川芎䓖各两半，为末。每服二钱，麦门冬汤下。服后低头伏睡一夜一服，三夜立效。（圣济总录）。口舌糜疮地龙、吴茱萸研末，醋调生面和，涂足心，立效。（摘玄方）。

蚯蚓泥见土部。